57

新 知
文 库

XINZHI

Calories and Corsets

A History of Dieting Over 2000 Years

卡路里与束身衣

跨越两千年的节食史

［英］路易丝·福克斯克罗夫特 著　　王以勤 译

生活·讀書·新知 三联书店

图书在版编目（CIP）数据

卡路里与束身衣：跨越两千年的节食史／（英）福克斯克
罗夫特著；王以勤译. —北京：生活·读书·新知三联书店，2015.10
（2019.1 重印）
（新知文库）
ISBN 978 – 7 – 108 – 05354 – 1

Ⅰ．①卡…　Ⅱ．①福…　②王…　Ⅲ．①减肥－食物疗
法－历史－世界　Ⅳ．① R247.1-091

中国版本图书馆 CIP 数据核字（2015）第 118406 号

本书中文译稿由城邦文化事业股份有限公司—麦田出版事业部授权使用，
非经书面同意不得任意翻印、转载或以任何形式重制。

责任编辑　王振峰
装帧设计　薛　宇
责任印制　徐　方
出版发行　生活·讀書·新知 三联书店
　　　　　（北京市东城区美术馆东街 22 号　100010）
网　　址　www.sdxjpc.com
图　　字　01-2014-8024
经　　销　新华书店
印　　刷　河北鹏润印刷有限公司
版　　次　2015 年 10 月北京第 1 版
　　　　　2019 年 1 月北京第 4 次印刷
开　　本　635 毫米 × 965 毫米　1/16　印张 13.75
字　　数　163 千字
印　　数　14,001－18,000 册
定　　价　29.00 元
（印装查询：01064002715；邮购查询：01084010542）

出版说明

在今天三联书店的前身——生活书店、读书出版社和新知书店的出版史上，介绍新知识和新观念的图书曾占有很大比重。熟悉三联的读者也都会记得，20世纪80年代后期，我们曾以"新知文库"的名义，出版过一批译介西方现代人文社会科学知识的图书。今年是生活·读书·新知三联书店恢复独立建制20周年，我们再次推出"新知文库"，正是为了接续这一传统。

近半个世纪以来，无论在自然科学方面，还是在人文社会科学方面，知识都在以前所未有的速度更新。涉及自然环境、社会文化等领域的新发现、新探索和新成果层出不穷，并以同样前所未有的深度和广度影响人类的社会和生活。了解这种知识成果的内容，思考其与我们生活的关系，固然是明了社会变迁趋势的必需，但更为重要的，乃是通过知识演进的背景和过程，领悟和体会隐藏其中的理性精神和科学规律。

"新知文库"拟选编一些介绍人文社会科学和自然科学新知识及其如何被发现和传播的图书，陆续出版。希望读者能在愉悦的阅读中获取新知，开阔视野，启迪思维，激发好奇心和想象力。

生活·读书·新知三联书店

2006 年 3 月

献给
家父与他所热爱的文字

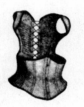

目 录

Contents

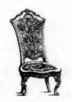

成为纸片人的代价

胖、肿、大腹便便、超重、大只、婴儿肥、中广身材、肥嘟嘟、鲔鱼肚、水桶腰、啤酒肚、肉多、重量级、大块头、肥、丰盈、肥满、臃肿、特大号、大骨架、矮冬瓜、矮肥短、宽广、壮硕、肥得像猪、肥到流油、粗短、矮胖、圆滚滚、厚实、大吨位、庞大、肉感、富态、肥滋滋……前述这些词汇，想必大家都不会太陌生。

肥胖不是福，饮食控制成为王道。但近年来，很少有人能够与食物发展出所谓的"正常"关系：减肥信息频繁轰炸，快餐充斥，饮食环境在短短一个世纪里就已经产生剧变。假使把时间拉长——再往前推几个世纪，就会发现瘦身产业多半是骗局一场。话虽如此，社会风气依旧紧跟着最新的减肥热潮，期待简单快速的减肥奇迹早日问世，因为瘦身过程实在是太难、太枯燥。的确，我们对身体的态度，以及对脂肪、食物的态度，该是有所改变的时候了。

时下流行的减肥餐其实成效不彰。减肥餐虽然功效强大，却也危害深远。早在你曾祖母盯着那件诱人的针织及膝洋装，打算穿上它和新男友前往波格诺（Bognor）度假时，减肥餐就已经存在。任何一种减肥餐最初都能让人减掉 5%～10% 的体重，但复胖几乎在所难免。美国心理学会（American Psychological Association）最近从三十一篇节食研究中发现，节食两年下来，高达三分之二的人反而比节食前更重。由此可知，只有一小部分的人成功持续减肥，但大部分的人却又都胖了回来，故美国心理学会得到的结论是，对大多数人而言，节食不能维持减肥成效，对健康也没有益处。亦有证据显示，节食过程中的溜溜球效应（yo-yo dieting）就好比与魔鬼交易：溜溜球效应使减肥变得更困难，因此重复节食的人会发现，为了减掉同样的重量，不仅必须吃得更少，而且花的时间更久。近年来又有新的证据指出，即便运动与减肥对降低癌症风险功不可没（仅次于戒烟），重复节食却与心血管疾病、中风、糖尿病、免疫系统受损等病症相关。肥胖与极速减肥餐的溜溜球效应对健康造成的伤害已经很大，不幸的是，连经济活动也为此付出庞大的代价。追求不切实际的苗条曲线，使用具有潜在危险、昂贵又误导消费者的速效减肥餐或减肥药，这些盲目减肥的行为模式的确值得反思与修正，而古希腊人简约、合宜且健康的饮食模式，才是我们应该重拾的理想。

由于我从不曾认真节食，写起这本书总不免有种造假的感觉，于是我亲身试了一回低碳水化合物减肥餐，为的是想了解节食究竟会带来什么感受，并试探自己能否坚持到底。我所采用的减肥餐出自一本畅销的瘦身食谱，食谱中严格的饮食规范使整个减肥过程出人意料得折腾。我做事向来没什么偏执，但在那段期间，我发现每天一睁开眼睛想到的就是吃，想着自己能吃什么，什么时候能吃，该吃多少，甚至更刻意窥探亲朋好友都吃了些什么。我开始称体重——裸着身子，在早晨喝第一杯咖啡之前称，称完才穿上衣服，等到晚餐过后再称第二次，如此一来才能测出体重变化的最大幅度，并思索自己的节食有何进展，又代表着什么意义。（答案是：除了体重减掉200克，我几乎什么也没得到。但不时称体重、过度关切体重的结果，就是让我严重分心，无法着手进行早该开始的工作。）这次的节食经历着实让我体会到，节食真的会令人深陷，也难怪当任何新的节食法出现，只要标榜无压力、无痛苦、迅速减肥，就能立刻引起注意，然而一再重复节食，却往往无法得到预期的减肥结果。因此若想破除这种节食减肥的迷思，唯有认真回顾节食漫长的历史，才能让我们得以从一波波节食热潮与快速减肥的危害中全身而退。

节食、暴食、饮食戒律、操弄身材等戏码，在人类社会已上演了两千年。对于经过千锤百炼（或遭到过度滥用）的瘦身饮食和瘦身法则，这段历史将提供给我们什么样的信息呢？首先，本书将带领读者一窥古希腊人心目中的理想身段，相较之下，在饥馑之年，丰腴则成为医学与艺术所推崇的体态。接着，本书将介绍后工业革命的社会，全新的饮食类型与风潮蔚然而起，不同的社会污名也应运而生。20世纪初期的大战期间不仅物资缺乏，更充满政治限制。战后的1950年代，沙漏型身材的"紧身毛衣少女"流行一时，紧接着则是60年代，如纸片人一样单薄的崔姬（Twiggy）型女孩。至于苍白瘦削的"海洛因女孩"，只穿内裤的凯特·摩丝（Kate Moss），零号尺码的争议，乃至于 Heat 或 TMZ 等娱乐八卦杂志和网站爆发性的成长，这一路的体形演变显示，尽管女性在现实世界中赢得独立自主的权利与更高的社会地位，理想世界中的女性形象却显得更为渺小，更骨瘦如柴，也更加病态。与节食相关的建议指南，节食的科学与心理、疯狂与创新，都已经累积了无数个世纪，只要我们逐一检视，就能揭发节食的真相。而节食的谬误、面对节食的态度、节食与体形和幸灾乐祸的关联，以及节食的合理与不合理之处，也都将通过本书清楚呈现。一旦我们对节食的历史渊源了解更深，或许就能体会到，那些所谓有口皆碑、独树一帜的"神奇节食法"不过是空穴来风，用不着过分认真。

1953 年，也就是在我出生的三年前，西蒙·波伏娃（Simone de Beauvoir）写下她的名言："女性角色并非与生俱来，而是后天养成。"我成长的时期正好也是女性主义崛起的年代。因此在我的观念中，身体是女性主义理论的出发点，所有的不平等、偏见、是非也都写在身体上。我们无法逃离自己的身躯，亦无法逃离外界对这副身躯的看法，而我们以为再"自然"不过的概念，其实也是由社会塑造而成的。我们对自己身体的认知会随时间改变，不同时期、不同文化在体形、外表、美丑上亦有其独特偏好。再者，体态会随年纪变化，对吸引力的看法也变得更细致入微。体形的喜好是依文化而定，不同于主流价值观的体形就必须背负沉重的偏见。标准体形——这种美丽与归属感的体现仍在持续不断地转变中。现代的女性主义着重于同时造福男女两性，理所当然地也还在努力根除偏见，并将所有人从体形的桎梏中解放出来。

1966 年时我十岁。一位长辈在家庭聚会中称赞我的外表，还对我唱了好几首莫里斯·希瓦利埃（Maurice Chevalier）的歌。一开始，他唱着"阵阵微风轻声呼唤'露易丝'，树上鸟儿……"接着又模仿法国口音，诡异地哼出"谢天谢地，小女孩（都出落得亭亭玉立）"。再后来他便问起我长大以后想做什么。我开心地霸占着他那穿着精纺长裤的温暖大腿，一股刺鼻的男人味将我围绕着——那股混合了威士忌、香烟与百利发蜡（Brylcreem）的味道。我抬起头，甩了甩马尾然后回答他："世界小姐。"对当时的我而言，世界小姐可说是女性成就的巅峰。我已经知道，那个年代全英国的儿童电视节目中，所有女性角色，无论是丑女露比露（Louby Lou）、小杂草（Little Weed）、木头人（Wooden Top）母女，都沉默、消极，且一动也不动。相较之下，角逐世界小姐的佳丽各个引人注目：她们（勉强算得上）能言善道，在舞台上吸引大批目光，拥有"理想"的成熟女性胴体，但姿态与动作却仍像是女孩子：一面卖弄风骚，又一面侧过头来掩饰自己的企图，好像穿着贴身泳衣与白色高跟鞋的她们再柔顺矜持不过了。这些选美佳丽想抓住男人。我已经认同她们那种分明是一种人，却要装成另一种人的行为；她们为了在扭曲的世界里出人头地，隐藏起真实的自我。就算只是个孩子的我都晓得自己必须看起来有模有样。对于1960年代早期而言，这个模样就是双峰高耸、腰身纤细、臀部浑圆，而其中最要紧的莫过于"重点数字"：人人挂在嘴边膜拜的36、24、36（英寸，1英寸=2.54厘米）。因此，打从我还是个小女孩，我就相信美可以量化，只要努力就能变美，变美还能带来各种好处。等我长大以后也要用心维持身材，才能和那些美女一样，坐在更多男人的大腿上追欢取乐。

1970年，当时我十四岁，世界小姐选美大赛在大批女性主义者的抗议中戛然中止，当年的主持人鲍勃·霍普（Bob Hope）被番茄、面粉弹、墨汁与叫骂着"牲口市场"[1]的怒吼声轰下台。后来鲍勃的结论是在场的抗议人士想必"毒瘾发作"。哈！我真无法形容当时收看电视直播有多刺激，看那些女人高喊着："我们不美也不丑，我们很愤怒"，实在激进又痛快。同样在1970年，也就是戴维·斯蒂尔（David Steel）的《堕胎法案》通过三年之后，英国通过了公平薪资

---

[1] 不认同选美的人认为选美好比贩卖牲口，只关注女性的外在性感魅力。

法。1971年，格洛丽亚·斯泰纳姆（Gloria Steinen）、贝蒂·弗里丹（Betty Friedan）与贝拉·阿布朱格（Bella Abzug）在美国成立全国妇女政治联谊会（National Women's Political Caucus）。1972年，大约也就是在 *Ms.* 杂志创刊的同时，美国参议院通过了平权修正案。我不再需要看起来既甜美又火辣。十六岁的我交了一位二十四岁的男朋友，他觉得我伤脑筋地"早熟"。反性别歧视法通过的1975年，我来到伦敦。那年我十九岁，吃避孕药，不化妆，不穿胸罩，不穿内裤，不除毛，腋下还夹着一本女性主义杂志《多余的肋骨》（*Spare Rib*），身旁还有我的姐妹们——我们全都是彻头彻尾的女性主义者。

我在第二波女性主义中成为一名年轻女性。女性还是挣扎在社会规范对体形的压迫下，但多数的女性主义者都拒绝低头。如今回想起来就晓得，当时的我们反抗起来并不困难，因为年轻基本上就代表着貌美。三十多年前，我二十出头，生了两个小孩，然后我就变"大只"了。我胖了19公斤，但其中只有不到4公斤是胎儿的重量。医师语重心长地说我胖太多了，他还自信满满地告诉我，我会肿得像"二战"中的防空气球，要是我坚持喂母乳还会瘦得很辛苦，再也不会有紧致的臀部、凹陷的小腹，仿佛我真的会成为一个女人，而这个女人肯定不会有永恒少女那般令人渴望的身材，即使在乡下医生眼里也不例外。

医师这种不健全的心态对我造成很大的刺激，于是我摇摇晃晃走去书店，买了苏茜·奥巴赫（Susie Orbach）的新书《肥胖是女权议题》（*Fat is a Feminist Issue*）。奥巴赫在1978年提出，肥胖与性同样是女性生活的重心；此外，还提及：

据估计，在美国有半数女性体重超重。每本女性杂志都有

　　　　　　　　卡路里与束身衣

节食专栏。减肥门诊与减肥诊所皆大发利市，减肥食物的名称也成为朗朗上口的词汇。苗条美丽的身材成为每位女性的目标。时下对肥胖与食物的过分关注已普遍到我们习以为常的程度，使得肥胖、感觉自己胖，以及想大吃特吃的欲望，都成为许多女性的切身之痛。

这段叙述看起来跟现在没什么两样，对吧？过去一百年来，我们对减肥越来越在意，某些精神病学家甚至觉得这种减肥的执念已成为一种全民精神官能症。社会上对肥胖有种集体的反感——这是一种出自审美观的嫌恶，尽管经常与肥胖可能造成的健康问题混为一谈，但两者间应该有所区别——而庞大的瘦身产业也在附和这种反感。数不胜数的明星让我们看得目瞪口呆：典型沉默骨感如女学生般的女人与瘦削的男孩，让各族群与各年龄层的人皆钦羡不已，争相仿效。不断有报道指出这些明星在吃减肥餐，奉行"健康饮食"原则（但这些苗条到不行的明星也向大众保证，他们的日常饮食就是记者餐会上所吃的薯条牛排）。社会上充斥着自我厌恶与羞愧感，许多人为了成为性感尤物吃尽苦头，又因瘦身失败感到悲惨万分，这一切是否有必要值得我们重新思考。我们必须挺身而出，探索漫长晦暗的体形与饮食史，并将其公之于众，挑战西方当今空泛的美丽标准，如此一来，才能彻底摆脱身材的桎梏，进而追求无论在心理或生理上皆健康的饮食方式。节食是一段展开时满载情绪的历程。减肥者往往抱着自虐的心态，整个减肥计划也因此埋下失败的伏笔。

话说回来，我们三不五时就会节食，大多数人也相当擅长自欺欺人。事实上，这正是想实行快速甚至是极端减肥餐的人所需要的特质。减肥过程就好比谈一场恋爱，两者会激发相同的感受：肉体感官知觉，欲求不满的心理折磨，两者残酷而错综复杂地相结合。现在你晓得了：节食就是一种渴望；食物是眼前的欲望，而苗条则是比较遥远但却有机会达成的目标；因此你同时急切盼望着两种无法立即获得的事物。你陷入无法自拔的地步，脑海中一遍又一遍想着减肥目标，聊起减肥来怎么聊也聊不够，时常患得患失又胡思乱想。这种感觉就像是恋爱：一种或许永远无法满足的贪婪欲望。感到饥饿的当然不只是身体，还包括心灵——而内心的饥饿正是最需要改变的部分。我们身处于追求理想均衡饮食与完美身材的文化中，身边出现许多郁郁寡欢又缺乏安全感的人正可证明这个现象。

　　事实上，近期一项针对五千名对象所进行的研究发现，在有交往对象的女性当中，至少六成的人在伴侣面前用餐会感到相当不自在，而将近四成会觉得自己总是在节食或为体重烦恼，四分之一的人每半小时就会想到食物，但每半小时就想到性爱的人却只有一成（男性想到性爱的频率据说高出很多，有 36% 的男性每半小时就会出现一次性幻想）。部分女性在外就餐的时候相当注意饮食，点餐时会选择低卡而非自己真正想吃的食物，许多人还坦承会偷吃垃圾食物，之后又撒谎自己没吃。谎言与不安全感是大多数热门节食法与身材建议的核心。举例来说，剑桥公爵夫人凯特婚前节食，衣服尺码缩小好几号，为何会得到媒体大肆报道？此外，戴安娜王妃婚礼在即，却染上暴食症的消息出现频率之高尤其令人困扰。难道女人身上非得毫无赘肉不可？当真连一丁点脂肪也容不下吗？据说凯特·米德尔顿的母亲靠着迪康减肥法（Dukan diet）让衣服尺码小了两号。近期的研究亦主张女儿会模仿母亲的节食与饮食习惯，此外，母亲的减肥历史也将在女儿身上重蹈覆辙。

　　西方世界中多达三分之一的成年男女体重过重，毫无意外，超过这个数字两倍的人认为自己太胖，因此瘦身产业可说是正在势头上。光在美国，一年就有惊人的四百亿美元投入减肥瘦身中，而且无论什么类型的人，都能找到合适的减肥方式。可供尝试的减肥方式不计其数，像是"高丽菜汤减肥食谱""葡萄柚减肥法""三日减肥餐""一天减肥餐""斯卡斯代尔（Scarsdale）减肥法""区域（Zone）减肥法""迈阿密饮食法（South Beach diet）""F计划减肥法""低升糖指数（GI）饮食法""阿特金斯（Atkins）减肥法""杜肯减肥法""麦克杜格尔减肥法（MacDougall Plan）""棱镜（Prism）减肥计划""普里特金饮食（Pritikin）""海伊节食法（Hay diet）""好莱坞减肥餐""俄罗斯空军饮食法""性福减肥法（Better Sex diet）""血型减肥法""巴西莓（Acai Berry）减肥法""哈利路亚膳食法""穴居人饮食法（caveman diets）""排毒减肥法""催眠瘦身法""负卡路里饮食法""食物组合减肥法（food-combining diets）"，以及各种快速减肥法，甚至还有人靠着脱得精光在镜子前吃东西的方式减肥。除了市面上各种减肥方式，减肥信息还通过眼花缭乱的科技来轰炸我们。打从1960年代起，就有强调自我改造的一系列黑胶唱片，像是爱德华·巴伦（Edward L. Baron）的《减肥这样听》（*Reduce Through Listening*），让听众"养成排斥增重食物的习惯"。如今iPhone上也有减肥应用程序。随身携带的iPhone能记录饮食摄取内容及卡路里消耗量。每当发现某一口食物对减肥造成威胁，或是想嘲弄某种食物不适合减肥，就可掏出手机。减肥者可以为自己设定体重目标，记录吃下的每一口食物，孜孜不倦地按照进度减肥，查看体重是否有所增减，还能通过应用程序取得即时线上资源与市售减肥法的搭配产品，有付费也有免费，还会有收不完的广告。有些应用程序能扫描产品条形码，自动将相对应的卡路里下载到每日的卡路里电子表格上，还能以最偏执的方式查看自己的减肥进度。这样的我们就有如落入节食恐慌中，试遍各种减肥方式，承受着来自四面八方的体重压力，又打从心底为自己感到悲哀。

胖子不管是在生活中或广告里都会成为被愚弄甚至是被欺凌的对象。成功减肥应该从下定决心开始。不过，想在压力下做出好决定并不容易。提倡接纳肥胖的人主张，问题不在于体内的脂肪，真正重要的是脂肪在文化中的体现。杰曼·格里尔（Germaine Greer）指出，某些具有影响力的女性，像是歌手贝丝·迪托，会强迫群众接受自己的体形（迪托的身高 152 厘米，体重 95 公斤），并向传统的女性形象挑战。假使迪托还能同时宣传与肥胖相关的健康风险，这的确是个不错的做法。只不过减肥市场利润肥厚，个人的不安全感似乎又深不见底，因而改变对肥胖的成见依旧是困难重重的挑战。

　　打从研究发现人体储存热量的本能强过于性本能开始，节食减肥的过程就远比看起来更为复杂。现在是时候抛开疯狂的流行减肥法、减肥药、不自然的减肥方式——这些折磨压迫我们接受不切实际的完美身材标准，剥夺我们的尊严、金钱与健康。减肥的目标应该是为个人带来健康满足，但这种目标对瘦身产业全然无利可图。肥胖是没用、迟钝、怠惰、缺乏吸引力、懦弱、贫穷、愚笨的同义词。我们必须仔细检视西方文化一方面怒斥肥胖、另一方面又剥削肥胖的行径；此外，认为肥胖一无是处的西方文化，为何却又在包装诱人的快餐与引发焦虑的瘦身餐之间进退维谷？整个瘦身产业投注于开发神奇创新的减肥方式，贩卖利润庞大的希望给悲惨而走投无路的人，创造出绝望的恶性循环。诡计多端的瘦身产业不断引诱群众尝试"下个好主意"（Next Big Idea），他们所推出的全新减肥方式肯定含有巨细靡遗的复杂指示、不认识的食物、药物、"神奇减肥手环"或减肥器材。想当然，这些方式大多所费不赀且失败率高，正好能为"再下一个好主意"铺路。

　　贪婪及利润驱动瘦身市场，复杂的减肥计划与减肥道具让人忽略再寻常不过的事实：减肥真正需要的是选择理性的减肥方式并坚持到底。越困难的减肥方式就越可能令人半途而废，转而尝试其他减肥方式，增加减肥者的挫败感，提高瘦身产业的利益，因为让减肥看来复杂本身就能为他们带来利益。我们必须学会怎么让自己吃得好，摆脱流行减肥法与减肥大师，才能抛开自我厌恶与羞愧的感觉。

令人着迷的节食在几乎没有文献记载的史前时代就已经出现了，但要等到大约两千年前，了解肥胖有害健康的希腊人才发展出一套本质健全的节食方式——而这套方式直至今日仍与我们息息相关。

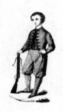

第一章

节食的起源

The Origin of the Diet

禁欲乃戒贪之道。[1]

乔叟

肥胖算不上什么新鲜事，数千年来的艺术品、文物中更少不了肥胖的女性："霍赫特·菲尔斯的维纳斯"这尊体形肥硕的女性雕像，正是具象艺术最早期的范例之一。"霍赫特·菲尔斯的维纳斯"是由猛犸象象牙雕刻而成的，不久前才在德国出土，距今约有 3.5 万年的历史。刻画肥胖原始人类的雕像甚至更早之前就已经存在，像是贝列卡特蓝（Berekhat Ram）的维纳斯，出土于戈兰高地（Golan Heights），其制作年代可追溯至公元前 50 万年～公元前23 万年间，另外还有摩洛哥坦坦城（Tan-Tan）的维纳斯，据说也是同一年代的遗迹。倘若前述文物年代属实，其创作者就不可能是人类，而

1　出自英国中世纪作家乔叟（Geoffrey Chaucer, 1343～1400）代表作《坎特伯雷故事集》（*The Canterbury Tales*）中"牧师的故事"（The Parson's Tale）一章。

是直立人（Homo erectus）。不过雕像上巨大的乳房及大腿腹部上一圈圈的肥肉，究竟是先人对某些女性体形的真实呈现，还是生育力、怀孕或哺乳等女性特质的象征？甚至还有一说，将此类雕像视为古代春宫像。就今日西方对苗条身材的着迷程度来看，这种说法的确相当有趣。

部分人类学家与医疗专业人士表示，史前时代文物的数量太少，无法证实"发福"在当时是自然普遍的现象，但另一派观点则认为这些文物寻常无奇，也没什么好大惊小怪的。早在 1939 年，华廷（R. Hautin）的论文《肥胖概念演进之历史架构》（*A Historical Framework for the Development of Ideas About Obesity*）便支持后者看法。他表示："从石器时代流传至今的女性雕像皆相当肥胖，而且没什么字眼比肥胖更贴切。肥胖在旧石器时代就是人类生活的一部分——至少对旧石器时代的女性而言，这个说法并没有错。"肥胖的形象在各个年代中重复出现。一万两千年前农耕部落的生活形态逐渐取代了狩猎采集部落，有可能就是肥胖普及的开端。如今公认最成功的统治者之一、于公元前 1479 年继位为法老的埃及女王哈特谢普苏特（Hatchepsut）也可能特别肥胖，因为她的木乃伊遗体有"乳房下垂"的现象，而另一幅同时期的壁画无疑也将她呈现为身躯庞大的女人。

对肥胖人士的各种诋毁，无论是私底下或经常不太避讳的道德及身体批判，都历史悠久且根深蒂固。"多肉"（polysarcia）这种古老的疾病，也就是身上长出太多肉的症状，经常与懒惰、迟钝、愚蠢而无法自制的人联想在一起。根据古希腊人的说法，"胖得不寻常"的人生活堕落，也会"比瘦子更早死"。不过，就好比现代医学，古希腊人也会自相矛盾，他们相信"中广身材的人在生病时复原能力最好，但瘦子却会因疾病而耗尽体力"。

希腊文中的"diaita"即英文"饮食"（diet）一字的字源，"diaita"

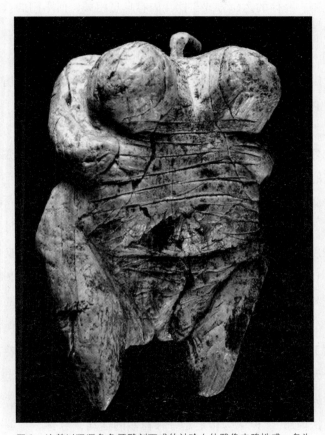

图 1：这尊以猛犸象象牙雕刻而成的袖珍女体雕像丰腴性感，名为
"霍赫特·菲尔斯的维纳斯"（Hohle Fels Venus），2008 年出土于德
国，距今至少有 3.5 万年的历史。这是当今最古老的人类形象，身
形矮胖，乳房硕大，腰身仅略窄于宽阔的肩膀及臀部，从其圆润丰
盈的程度足以想见肥胖并不仅是现代人的专利

代表的概念并非狭义的瘦身疗程，而是整体的生活方式。"diaita"提供全方位的身心健康指南，是生存与成功的根本。希腊罗马时期的医生都晓得，身体的运作方式与饮食内容息息相关，而不同的饮食形态也会对人体产生不同的影响。西方医学的根本建立在"diatetica"之上。"diatetica"意即以食物养生的基础疗愈法。因此不管太胖或太瘦，肯定都表示身体健康由于四大"体液"（humours）不平衡（所谓的四种体液为黑胆汁、黄胆汁、血液、黏液）而出现状况。举例来说，过去谣传肥胖的女子较不易受孕，而近期医学研究已证实这个推论。此外，以往认为肥胖的男性寿命较短，现代心脏科研究亦显示这种说法的确不假。

希腊哲学家暨医师希波克拉底（Hippocrates，约公元前460～约公元前377）靠着经验与哲学判断人体弱点的真相，他不向身体妥协的程度，就如他对处方的态度一般理性。他在著作《希波克拉底全集》（Corpus Hippocraticum）中建议，寻找病因的过程中应观察自然现象并研究证据，而研究则有两个重要领域：营养的供给（生命的养分）与生存环境。希波克拉底认为健康的根本在于食物与运动（或工作），而大量进食，意味着身体必须卖力工作才能妥善消化食物。无论暴饮暴食或工作过量导致身体失去平衡，皆可能造成新陈代谢失调并引发疾病。希波克拉底表示："只进食却缺乏适量的运动便无法健康。"他认为行走是一种自然的运动，尽管"有那么一点剧烈"，但饭后行走，特别是快走，将有助于预防腹部脂肪堆积。而更"剧烈"的运动，像是长距离且逐渐增加强度的跑步，可帮助身体燃烧过多的食物，"适合吃太多的人"。另外他还认为运动再搭配上"催吐"效用尤佳。

无论如何，希波克拉底理论的大前提是正确的。他非常清楚，不可能有适用全体人的完美配方能随时随地让食物的摄取量正好相当于运动量。每个人体质不尽相同，个别需求也会因年纪、气候、季节等因素而改变。至于食物本身也充满变化，"日常饮食中的奶酪、葡萄酒以至于各种食物，都有丰富的种类可供选择"。尽管食物种类繁多，生活饮食中任何突然的变化都必须小心避免，减肥者的食量与运动量都应该缓慢地逐周下调。夏天的早餐应"清淡而不可过量……用餐时尽可能多喝饮料，但两餐之间不宜饮用。大量食用合适的蔬菜，生食或煮熟皆可"。此外，由于希波克拉底的饮食法代表着一种整体的生活方式，他亦主张沐浴时应使用温水，并且尽可能避免性行为。

希波克拉底发觉饮食过量者会出现许多症状：起初他们晚上会睡得更久、更好，白天甚至也会小睡片刻。但随着体重日益增加，他们的睡眠质量将逐渐恶化到"不舒适，不安稳，做梦时还会挣扎"的地步。沉重不适的肥胖或过重的状态，会引发局部或全身疼痛与极度疲惫的感觉，并使肥胖者相信自己的确是累了。危险的是，肥胖者会试图借由休息与饱餐一顿达到放松的效果，但如此一来只会使问题更加恶化。据记载，另外有些人会因为无法吸收过多的食物而产生胀气，而便秘则可能会伴随高温出现，因为患者所摄取的食物超过肠胃运作的负荷量。希波克拉底的病患脸色惨白，头痛欲裂，他们通常会在暴食隔天吐出未消化的食物，呕吐时打出的酸嗝还会产生"一股灼烧感蹿上喉咙，甚至钻入鼻孔中"。至于性行为，虽然能瞬间消除肥胖与暴饮暴食所带来的不适，但可要小心，日子一久，身体的沉重感将会加剧，使得未来"危机重重"。

那该怎么办才好呢？对于肌肉松弛、脸色红润的肥胖者，希波克拉底推荐以干食改善湿性体质。不过整体而言，清淡柔软（舒缓或软化）的饮食有助于清空肠道，"好让上腹的阻塞得以排解至下腹部"。此外他也积极鼓励此一类型的肥胖者从事慢跑、大量晨间步行甚至是摔跤等运动。至于体重超重很多，特别是"本身希望减肥"的肥胖者，最好是做一点苦工，并趁着还气喘吁吁时进食。他们的餐点是以脂肪含量较高的芝麻、调味料与其他类似食材所制成，因此就算分量很小也能达到饱足感。这些人每天只能吃一顿主餐，而唯一的佐餐饮料就是稀释过的微凉红酒。早餐一定要吃，早餐过后可小睡片刻再出门走走，但更好的做法其实是光着身子走，走越久越好，接着再睡到硬床上。减肥者必须一连六天逐日增加步行时间与运动量，到了第七天则是吃过一顿全餐后再施以催吐。催吐、沐浴与涂抹膏油均有助于减肥（但沐浴时限使用温水），效果也远大于减肥者不得从事且会引发惰性的性行为。如此完成为期七天的循环后再重新进行一次，并持续四周。

希波克拉底的建议对今日的我们而言不可尽取。他的处置有些合理，但有些就算不具危险性也不宜采纳。然而以当时的知识水平与务实做法而言，这些建议就都说得通。举例来说，我们感觉很恐怖的催吐在当时其实广受欢迎，甚至几乎能算是一种艺术形式。正如同以下这段话所示："体重过重者应于正午时分催吐。催吐前须从事奔跑或行军等运动，并且务必忌口，不可进食。催吐剂的做法是将半杯（150毫升）牛膝草（hyssop）磨碎，兑上3升的水，再加入醋与盐，尽可能调味至适口的程度。饮用催吐剂时先小口小口地喝，再逐渐增量。"过胖者所服用的催吐剂则必须是咸味清汤，其中尤以海水为佳。至于治疗极度肥胖最热门的方式，是以醋作为催吐剂，因为当时的人认为醋属性干热，正好与湿冷的肥胖体质互补。

在古希腊时代，无论在道德教诲或哲学政治思考上，饮食种类与食量皆有举足轻重的影响力，而饮食论述的重心则在于奢侈与腐败。人类进食只是为了维持生存，过度纵情饮食对德行或身体健康都是有害的。人人都晓得，奢侈一旦激发欲求，将招致道德与肉体的沦丧。对苏格拉底（公元前469～公元前399）而言，文明饮食所带来的愉悦舒适将提高一般人对享受的要求，但这种讲究并不仅止于珍馐美味，而像一条不归路，延伸至香水、化妆品、美人、织锦名画、金饰与象牙等奢侈品。苏格拉底提出警告，这些随之而来的物质享受与贪婪，将无可避免地引发战争，助长不公不义的社会。一旦欲望超过自制力可约束的范围，受苦的就不只是身体；届时灵魂会陷入险境，而文明终将凋零。

当时的人认为，爱吃气味浓烈、辛辣的食物会引发滥交，对社会及个人造成威胁；记载食物的文献也开始出现对筵席、暴食与淫欲的惊人描述。关于社会名流其饮食与性生活的报道多得不胜枚举，无论内容是否属实，均可能提高当事人声望或使其名誉受损，这种风气也一直延续到今日。

西西里岛杰拉（Gela）一带的希腊主厨阿切斯特亚图（Archestratus）于公元前 4 世纪时写过一首颂扬奢华生活之乐的诗篇，题名为《愉悦生活》（*Hedypatheia*）；希腊美食家阿忒纳乌斯（Athenaeus）曾写下《哲人燕谈录》（*Deipnosophistae*），大篇幅叙述公元 3 世纪时期与饮食相关的奢侈享受。这些谈论饮食的著作透露出那个年代对食物的态度与看法，特别是食物所引发的情绪，强调简朴节欲的重要性，并关注烹调及饮食的道德面向。公元 1 世纪时，佩特洛尼乌斯（Petronius）在他所撰写的古罗马"小说"《爱情神话》（*Satyricon*）中，借由特立马乔（Trimalchio）这个角色所举办的盛宴来嘲讽人对美食的贪求。特立马乔原本是个奴隶，获释后穷尽庸俗奢华之能大宴宾客，筵席最后甚至与家属宾客合力演出他自己的丧礼。大约同一时期的古希腊历史学家普鲁塔克（Plutarch）则论及肥胖与健康的议题，他主张"苗条的人通常也是最健康的人"，并下结论说："为了避免肥胖，我们不应放纵自己享受美食或奢靡度日。"普鲁塔克将身体比拟为"一艘不可超载的船"，他还表示好医师不应使用药物或手术，而应该借由饮食来疗愈病患。斯克利邦尼·拉格斯（Scribonius Largus）是公元 1 世纪罗马皇帝克劳迪乌斯（Claudius）的御医。根据拉格斯的结论，医疗阶段中最为主要的治疗方式乃是食疗，再来是药物，最终才是烧灼术或手术的运用，而温和良好的饮食——不走极端亦不赶流行的饮食方式，绝对是最重要也最成功的疗愈之术；疗愈的精髓就在于节制谨慎。

假使饮食是掌握健康的关键，一旦方式吃错也可能招致疾病或死亡。这句话的意思是说，能掌控身心状态的人，就必须对自己的行为负责。因此，生活方式的选择是一种道德问题，个人选择不仅对自己有责任，也对社会有责任。这个观念正好与当时斯多葛（Stoic）学派坚忍自制的思想不谋而合，简而言之，亦即品德、耐性、知足将带来真理、健康与幸福。均衡节制是一切的根本，饮食也不例外，这种态度正可说是在道德秩序中审视日常饮食的思维模式。

公元前 2 世纪，极具影响力的古希腊医师盖伦（Galen，约公元前 200～约公元前 130）是希波克拉底的追随者，其著作《论食物的力量》（*On the Power of Foods*）对罗马帝国的饮食习惯提供完整的解释。盖伦认为良医也应该是好厨师，因此他经常在作品中收录食谱。此书亦叙述了一则最早的已知减肥案例。在此案例中，盖伦"指示极度肥胖的患者每天早上跑步至满身大汗为止，接着则用力为患者擦拭身体，让他泡温水澡……几个小时过后让他任意吃各种营养成分不高的食物，最后再派给他一些工作。没过多久，这位患者便成功减肥为中等身材"。盖伦亦提及士麦那城（Smyrna）的尼可马赫斯（Nicomachus）案例。尼可马赫斯的体形已经巨大到甚至连床也下不了。其他评论家则注意到某罗马参议员的身形过度庞大，必须靠两名奴隶搀扶其腹部才能行走；另外还有一位埃及法老，其腰围宽到奴隶无法以两臂环绕的程度。至于赫拉克利亚（Heraclea）国王迪奥西尼

（Dionysius）则以其惊人的食量闻名。他胖到几乎无法活动，也没人抬得动他。他很可能还罹患了睡眠呼吸中止症或猝睡症，因此必须有人随侍在侧用针刺他，免得他在王座上突然睡着。根据一位当代诗人的记录，迪奥西尼曾表示临死想"躺在自己的层层肥肉上，什么也不多说，就在费力喘气间大快朵颐"，铺张饱餐一顿后尽兴死去。他死于五十五岁，死时块头之大令人叹为观止。

早期如圣安东尼（Saint Anthony）之类的苦修者，在公元 3 世纪末离群索居于尼罗河以东的沙漠，成为当时社会关注的焦点，也引起纷纷臆测。他们可敬的禁欲精神与饥饿的肉身往往受到过分吹捧。我们并不清楚苦修者为何选择挨饿的生活，但从大多数尚存的文献中，我们可看出苦修所展现的破坏性二元思想，以及苦修者对肉身所抱持的真正敌意。这种敌意，部分可能是针对性欲而生；但说得更广泛些，对肉身的敌意其实是憎恶肉体对灵魂的需求，并恐惧这种需求是使人类无法全心信奉上帝的恶魔诱惑。由于食物与用餐是仪式最好的媒介，许多的宗教都以其为重心，而不同教派间的饮食与用餐习惯通常也有所差异。

正如人类学家迈耶·福特斯（Meyer Fortes）所言，与其说什么食物能吃，不如说什么食物该忌口。英国人类学家玛丽·道格拉斯（Mary Douglas）则主张，食物不只是沟通的隐喻或媒介，也是物理事件，因此食物是一种有力而充满象征性的方式。用餐习惯中包含许多社会及道德元素；此外，人类需求、灵肉分离、摄食、排泄、腐化等生理作用，以及保护身体孔穴等信息，也都可从用餐习惯中透露出来。以祷告驱逐肥胖的历史悠久，公元 3 世纪有圣奥古斯丁[1]（St

---

1 圣奥古斯丁（354～430）为早期西方极具影响力的基督教神学家与哲学家，代表作为《忏悔录》（*Confessiones*）。

Augustine of Hippo），1960 年则有德博拉·皮尔斯（Deborah Pierce）所撰写的《祷告让我瘦下来》（*I Prayed Myself Slim*）。只不过，现代基督徒的减肥计划时常模棱两可，因为身体虽有碍心灵成长，但同时亦可陶冶性灵，就好比进食与断食可以是罪恶亦可是救赎。这种矛盾的态度对人与食物及身体的关系影响深远。

真正落实禁欲主义的古老方式，是"绝不让自己吃饱、喝够、睡足，不以欲望，而以生存的需求来折磨自己"。公元 3 世纪新柏拉图学派（neo-Platonist）的哲学家波菲利（Porphyry），在其著作《普罗提诺斯传》（*Life of Plotinus*）中写道，普罗提诺斯"似乎对生存在肉体中感到羞耻"。另一位公元 3 世纪的哲学家腓罗斯特拉图斯（Philostratus），在《提亚纳的阿波罗尼奥斯传》（*Life of Apollonius of Tyana*）一书中描写阿波罗尼奥斯过着沉默不语、守身、只吃干果蔬菜的生活，他拒穿动物制品的衣服鞋子，也拒吃荤食。五年下来，"仍在盛年的他就已精通身体奥秘，并可掌控自己的情绪"。埃及隐士多罗泰乌斯（Dorotheus）则在有人对他极端的苦行生活提出疑问时回答道："身体折磨我，所以我也折磨它。"据说公元 6 世纪时，安那托利亚（Anatolia）的西奥多（Theodore of Skyeon）"英勇地在自己身上施加痛苦，使其受尽压抑，疲惫至极，仿佛肉体是与灵魂对抗的外物"。这种自制的哲学概念，无论其程度高低，皆可追溯至苏格拉底的学说，并贯彻整个上古哲学史。早期的斯多葛学派认为，在饥渴交迫、欲念横生的关口，能自我克制，行止得宜，就能展现真正的人性，后来的新毕达哥拉斯学派（neo-Pythagorean）则是借由自制来洞察心灵。无论对哲学家、医师还是一般人而言，肉体理所当然会引发焦虑，也带来某种程度的厌恶，可见人体必须随时处于掌控之中，才能保持均衡，断除欲念，达成节制的目的。这个任务不仅困难，还必须持之以恒，因此最好的方式，就是通过饮食来实践。

卡路里与束身衣

无独有偶的是，早期基督教苦修者也将人体躯壳视为身外之物，以保留、存疑的心态看待身体，并把身体当作必须主宰与禁绝的对象。节欲自制的表现在本质上就带有戏剧性，是一出演到让观众浑然忘我的戏。自从教会成立之后，诱惑贪婪等强烈而自私的欲望，也以最显明最招摇的方式，通过肥胖的身躯展现出来。理想中纤细苗条的身段总带有神圣的色彩，在强烈对比下，臃肿肥大的身躯则流于庸俗而充满罪恶。

就连圣奥古斯丁也必须日日抗拒饮食的欲望，他对食欲的抗拒也远较抵抗性欲来得频繁。圣奥古斯丁对饮食的贪念"不像私通这种邪念，无法一劳永逸地摆脱，说不碰就不碰"。即便他比照当时惯例，将食物视为药物，他依旧确定"七情六欲的陷阱"就在前方埋伏。从饥饿不适到饱足舒服的这段过程是"一种乐趣，为了止饥解渴，除了吃别无他法"。因此圣奥古斯丁陷入两难。就算他深知自己会因为饮食而备受煎熬，还是不得不进食。

贪食远比其他六大罪状昭然若揭。丰腴的肉体正是人类将灵魂出卖给撒旦的证据。全人类都会因肉体而下地狱——此乃使徒保罗的理念。女人由于生性脆弱腐败，特别容易受到诱惑，因此早期的基督教神父特别执著于观察女性对身体的所作所为。13世纪时，年轻女性的死亡人数异常多。要是对照早期守斋的圣人与现代的极端节食，则会发现此现象可能多少受到基督教学说影响，这个说法并不太过牵强。1970年代晚期与1980年代，美国基要派基督教团体仍在出书提倡女性应严格减肥。

传统上对习惯性的贪食深恶痛绝。但基督教概念中的贪食并不只是单纯的纵情饮食，对饮食品味的鉴别力也在贪食与否的评判标准中。公元6世纪时，教宗额我略一世（Gregory the Great）已定义出贪食的各种类型，在此列举几种如下：

吃太多。

吃相不得体。

饮食毫无节制。

未等到用餐时间便吃了起来。

喜好奢华饮食。

对饮食过度挑剔。

　　前述几种饮食模式皆同属贪食之罪。对食物过度挑剔讲究的人会对料理小题大做，还会过度担心食物可能导致健康问题。一般认为色欲及贪食这两大天主教的罪状是肉体罪行，彼此相辅相成，不像傲慢与妒忌是属于心灵的罪孽。天主教神父暨哲学家圣托马斯·阿奎那（St Thomas Aquinas）极度肥胖，死时体积庞大到让扶枢的人差点无法将他下葬。圣托马斯·阿奎那于 13 世纪宣扬“正直”的理念，而贪婪与贪食乃是心灵问题的既有观念，就是他理念中的一部分。假使某人正好像他一样是个胖子，那么此人的身体则充分展现出为精神健康奋斗的历程。阿奎那在讲述来生时语重心长地写下：“我们不应一味贪图享乐，而当思考享乐所遗留的后果。享乐在人世间的结果是秽物与肥胖，到了来生则是烈火与蠕虫。”因此，基督教对食物的态度打从早期就已十分错综复杂，涉及诱惑、罪恶以及通过惩罚而得到的救赎。基督教从古希腊时代大量借用了“diatetica”的概念，并以基督教方式将此概念与道德责任联系起来，但又故意使其晦涩难懂，以至于时至今日我们因标新立异、心有不满与对名流文化的偏执对“diatetica”的理念依然一知半解。“diatetica”是具有真知灼见的生活及饮食计划。只不过，尽管“diatetica”依旧与现代生活息息相关，却因为现代人转而崇尚更快更肤浅、起源于近代的流行节食方式，而遭到扬弃。

第二章

奢华与慵懒

当今畅销书排行榜上总少不了减肥指南，但许多书籍中所提倡的饮食方式不是只有一时之效，就是将过去曾流行过的减肥法重新包装。这些书也往往会找名人代言，但名人遥不可及的苗条身段，却在无意间透露出他们其实是耗费大量时间、金钱维持身材的。然而，前述减肥模式并非常态。中世纪与近代的饮食书籍仍有健全的古典饮食概念作为基础，尽管其中一部分仍看得出对"理想身材"的焦虑。最早的减肥饮食是为了无法达到"美丽体形"的人设计的，意即那些有"过瘦或过胖"困扰的人。11世纪时，波斯医师暨哲学家阿维森那（Avicenna），要求不健康的肥胖患者只吃体积大但营养价值低的食物，再借助运动与泻剂让食物在最短的时间内排至体外。阿维森那的减肥方式在将近一千年后的今日依然非常流行，但依然不是长久的减肥之计。

史上第一本"现代"畅销食谱是《论正确享受与健康生活》(*De honesta voluptate et valetudine*)。本书作者萨基(Bartolomeo Sacchi，1421~1481，又名普拉提纳 [Il Platina])希望能在享受的同时保持健康。普拉提纳是人文主义作家，为了在营养学(吃出健康的科学)与美食学(一门将美食视为娱乐消遣与文化品位的学问)之间取得平衡，他引用其他著作及盖伦的医学建议，写成一本相当实用的烹饪指南。此书问世之时正好是印刷革命带动文化创新的年代，是故能接触此书的读者远较以往更多。本书最早于1470年于罗马出版，1472年又在佛罗伦萨与威尼斯出版，经过几次再版后，又于德国出版。到了1505年，已有人将此书编译为法文书《法文版普拉提纳》(*Le Platine en francoys*)，而此书也成为近代欧洲最重要的饮食著作。此书第八章的重心在于调味料、香料及饮食风味的提升。普拉提纳首先列出六十多种调味料，再来则写道："我们的食物乏味到每一种都非得加糖不可。"不过，他也警告读者不应"毫无节制地滥用"香料之类的调味品。普拉提纳从史料中察觉，这种恶习普遍存在于罗马与其他意大利城邦。这些地区的居民滥用调味料，以至于唯有人工调味才能提起他们的食欲(而这些地区同时也有许多居民胖到健康堪虑的程度)。

文艺复兴过后，所有的饮食著作都在传达对饮食的正确认知，说明口味清淡的健康食品可滋养身体的概念。当时的人普遍相信，良好的饮食可增进个人健康，进而创造出更幸福、更繁荣的社会。色诺芬(Xenophon)的《家政论》(*Of Household*)在1508年以拉丁文出版，到1526年已再版五次。此书告诉上流人士，假使他们向往简单可口的本土饮食，就必须尽可能少吃较不健康的外来食物，书中的诉求方式就类似今日在中产阶级间推广的有机饮食运动。当时社会上经济条件较差、需要能量从事体力劳动的族群已经拥有健康的饮食习惯。他们摄取豆类及谷类熬制而成的浓汤和面包、饺子、布丁、派饼等健康食品，平时也无法吃到大量肉类与其他奢侈的食材。

从埃利奥特（Thomas Elyot）1534 年的《健康的堡垒》（*Castel of Helth*）、希尔德（Andrew Boorde）1542 年的《健康饮食概论》（*Compendyous Regyment of a Dyetry of Health*）、威廉·沃恩（William Vaughan）1602 年的《天然与人工健康指南》（*Naturall and Artificiall Directions for Health*），到莫菲特（Thomas Moffett）1655 年的《增进健康》（*Health's Improvement*），这些著作所秉持的营养学原理皆明确传达前述健康饮食的理想，也探讨饮食过量所衍生出的各种问题。这几本书所推荐的饮食方式都与农家饮食十分接近，节制、俭约的概念也贯穿全书。然而某些菜肴的料理过程十分烦琐，反而与书中倡导的饮食原则有所抵触。

埃利奥特爵士所发表的《健康的堡垒》是一本包含饮食建议的医学专书。埃利奥特除了是学者，还是周游列国的外交官，他与托马斯·沃尔西（Wolsey）以及克伦威尔（Thomas Cromwell）交往密切，也支持女性接受教育的人文理念（他的著作《为好女人辩护》[*The Defence of Good Women*] 出版于 1540 年）。埃利奥特所写的《健康的堡垒》一书虽惨遭同僚嘲讽，却得到一般大众的赞赏，很快就再版到第十七次。他就如同前辈希波克拉底，两人皆认为四大体液必须维持在均衡状态才能常葆身体健康（古希腊医学观念直到将近 18 世纪中叶都仍为人奉行）。不同的食物会产生不同的体液，个人可凭经验找出适合自己身体的食物：鱼类会稀释血液，故劣于肉类；奶油可滋养身体；乳酪是胃脏的敌人；另外则有许多人认为芜菁可提升性能力，并"强化男性的种子"；水果会使人体产生有害的体液，若频繁食用可能会导致身体腐败发热，因此具有危险性；

酒精使人体弱多病（康沃尔人 [Cornish] 因为只喝水所以身强体健）；至于同一餐混食多种肉类则对体质有害。埃利奥特沿袭古代学者的看法，认为芥蓝与包心菜是可治百病的良药，但他也对香料抱持偏见，认为香料不过是为了"满足贪得无厌的胃口"才引进英格兰地区。埃利奥特的结论是：贪食在英国过度泛滥。健康饮食的重点依旧在于简朴、自制。

与埃利奥特同期的另一位医师布尔德亦提出温和饮食的建议。布尔德年轻时曾经是加尔都西会（Carthusian）的修士，但在 1521 年他放弃神职，投身医学，提出许多实用的医疗建议。布尔德亦谴责贪食的行为。在他看来，以静态生活为主的人一日两餐就已经绰绰有余了，但工作比较耗费体力的人，一天三餐就有其必要性。与埃利奥特不同的是，根据布尔德记载，康沃尔人会喝一种劣质啤酒，色白味浓，无论看起来或尝起来都仿佛猪在里面打滚过似的。

具有影响力的知识分子在著作中毫不隐藏他们对贪食不以为然与嫌恶的态度，这些人之中还有许多在朝为官者。在亨利八世晚年，他的饮食习惯（亨利八世素来以食欲惊人闻名，特别是对朝鲜蓟的偏好）、对肥胖的焦虑、丑陋的外形与虚弱的体格逐渐受到各界关注。普雷斯顿（Preston）地区的国会议员黑尔斯（John Hales，约1516～1571），就对于贪食的现象感到分外忧心。他声称死于暴饮暴食的人数，比起死于瘟疫或刀剑下的人数还多。这个论点对 16 世纪的英国而言确实非常惊悚。黑尔斯参考经典与当代的饮食指南，建议读者学习适应简单的食物，生病时才不会觉得这些饮食难以下咽。他同时还认为，肚子不饿却喜食野味，将造成民心动荡不安。另外还有一位托马斯·科根（Thomas Cogan），在 1584 年为信奉新教的英格兰男童撰写了《养护健康》（*Haven of Health*）一书，力劝读者约束个人的生理需求，特别是饮食与性行为两方面。节制自律是国家健康的根本，从体力、道德、精神到社会层面皆然。"怀着敬畏上帝的心"，奉行"粗糙温和"的饮食原则，是一项会带来种种政治后果的精神议题。食物与政治的关联密不可分，黑尔斯提倡身心健康，扬弃堕落的财富。16世纪中期农产歉收，粮食短缺，价格高涨。尽管黑尔斯奉劝大众"切勿做出危害大英国之煽动行为"，却还是被怪罪为鼓动群众骚乱。黑尔斯以普鲁塔克的论点作为其理论依据，呼吁富裕的国会同僚与农民一起实行"粗茶淡饭饱即休"的饮食原则。此处的粗茶淡饭意味着"很稀"的菜汤、牛奶麦粥（一种调味粥品）、面包片与蔬菜，通常是配水食用。食物可得性与进食行为，皆反映出人类对粮食匮乏与可能发生饥荒的不安全世界的脆弱依赖。这种对粮食的焦虑将在20世纪的两次大战后浮上台面，本书之后会有更进一步的介绍。

　　17世纪中叶时，有鉴于收成不佳导致饥荒，再加上随之而来的政治斗争，英国皇家科学院（Royal Society）开始探讨可抑制饥饿感的食物。皇家科学院成立于1660年，宗旨为通过观察实验探讨一种全新的知识理念。抑制饥饿感食物的计划为皇家科学院的早期研究主题。1662年时，皇家科学院院士被要求响应栽种马铃薯，极具影响力的创始院士、现代研究方法之父波义耳（Robert Boyle）便承诺将提供一部分马铃薯作为同僚研究之用。1680年代初期，苏格兰再度兴起研究普林尼（Pliny）等古代作家的热潮，这些作家曾于著作中论及早期用来抑制饥饿感的食物，而古不列颠人（Britons）与高地人（Highlanders）的相关文献记载也同样受到重视。抑制饥饿感的实验使用了苦豌豆一类的农作物。苦豌豆在苏格兰当地俗称为"knappers"（学名 *Lathyrus linifolius*），而日后成为切尔西皇家医院（Chelsea Royal Hospital）院长的詹姆斯·弗雷泽医师（James Fraser），则将苦豌豆比拟为甘草，并自行服用苦豌豆进行实验。实验之后，弗雷泽医师发现自己可以持续 66 个小时不进食也不感到饥饿。抑制饥饿感的食物研究变得更为盛行，并在查理二世宫廷的支持下达到巅峰。爱丁堡皇家医学院（Royal College of Physicians of Edinburgh）与皇家植物园（Botanic Garden）的共同创办人罗伯特·西巴尔德爵士（Robert Sibbald），在 1699 年发表了标题为《荒年期之贫民饮食》（*Provision for the Poor in Time of Dearth and Scarcity*）的论文。论文中描述道，"即便玉米产量稀少不宜使用，抑制饥饿感的食物仍然有可能轻易取得"。

科学家致力于平息因歉收所造成的饥饿现象，与此同时，经济较宽裕者的饮食习惯也逐渐产生转变。17 世纪初，航海探险行动臻至鼎盛，新的食物种类开始进入不列颠群岛，并即将改变部分民众的饮食内容与他们对新口味、新口感的态度。市面上可取得的食物种类增加了，外来食物的影响也变得更加显著。某些过去只存在于上流社会的流行饮食开始渗透至社会各阶层。蔗糖大批大批抵达英国。新的饮食年代已然到来。蔗糖取代蜂蜜成为传统的甜味剂，此外，至少在伦敦地区，蔗糖也被公认为更健康的甜味剂选择。早在 1577 年前后，蔗糖便出现于英国史学家霍林斯赫德（Holinshed）的《编年史》（*Chronicles*）中。甜面包在那个年代还是遭到鄙视的怪异新式甜点，是蜜饯师傅（1594 年首次出现于文献中的职业）所创造出的愚蠢幻想，也是士绅阶级才有幸享用的美食。蜜饯师傅在甜食与水果上覆盖一层糖衣，为都市中的富贵人家制作出相当费时又昂贵的甜品。英国德文郡（Devon）乡下对雷内尔家族（Reynell）的记载指出，雷内尔家的用糖量从 1629 年的 11 公斤，增加到 1631 年的 18 公斤。到了 1676 年，《健康法则》（*Rules for Health*）之类的书籍均建议读者使用"称重椅"，并在餐后测量体重，以便准确评估食物的摄取量。其他像是李奥纳多·雷夏（Leonardo Lessia）等评论家，则提出用餐前测量食物重量的建议，只不过这种食量控制的方式并未意识到食物种类与体脂肪累积之间的关联性。

17世纪时期，社会对夏娃（女性美的象征）诱惑及虚荣的态度，建构于实际、哲学或宗教的理想上，创造出影响深远的性别差异。当时的观念兼容美学与秩序。英国诗人约翰·哈灵顿爵士（John Harington）曾具体描述近代的美女应该要生得"雪肌皓齿，胸丰臀满"。为了满足想拥有哈灵顿爵士理想身材的有钱人，第一批量身订制的束身衣与金属或鲸骨骨架于是应运而生。束身衣极尽所能地凸显出女性婀娜的身材曲线，又以缝线、三角布、纽扣及蕾丝花边为穿着束身衣增添情趣。1597年时，英国绅士斯塔基先生（Starkie）的十四岁女儿遭人指控为恶魔附体，因为她要求"一件法式束身衣，但束身衣的骨架不得使用硬度不够的鲸鱼骨，而必须使用兽角，才足以保持腹部平坦"。法国散文家蒙田（Michel de Montaigne）曾提及著名的法国外科医师帕雷（Ambroise Paré）。帕雷曾在解剖台上解剖几名"腰身纤细的美女"，他将"皮肉掀开，对我们展示那些女子交互重叠的肋骨"。由此看来，这些女性为了追求苗条身材，任何肉体的痛楚都愿意忍受。她们的身躯被紧紧束缚，紧到"身体侧面被切出深到见肉的伤口。没错，有时候她们还甚至因此丧命"。英国医师布尔沃（John Bulwer）亦曾在1653年的著作《变形人》（*The Artificial Changeling*）中表达对束身衣的不满：

> 另一项愚行则与年轻女性相关。尽管这些女孩年纪已经大得足以明辨是非，但她们依旧被陋习所蒙蔽，盲目跟从危害程度超乎想象的流行风潮。当时认为腰细就是美，因此她们无所不用其极地勒紧腰身，直到腰围细得能以双手环绕。她们不顾

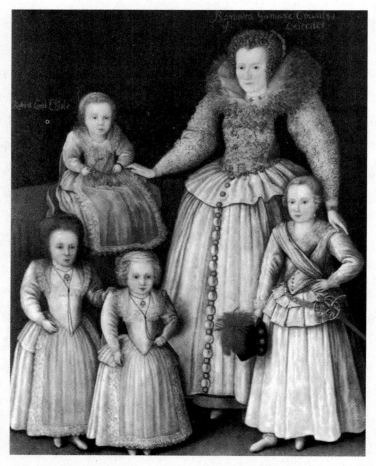

图 2：理想体形受流行所左右，也不是一两天的事。束身衣风行了几百个年头，从莱斯特公爵夫人与子女的画像（1596 年）可见，成人及儿童都穿着束身衣这种充满束缚的服饰。最早期的束身衣是以金属、兽角、鲸骨与三角布、纽扣、花边缝制而成，即使在农产歉收、粮食短缺的年代，束身衣仍然紧紧包覆着腰腹。为了爱慕虚荣而穿着束身衣，据说会导致口臭、肋骨重叠等健康问题，但这些问题直到三百年后却依然不见改善

　　　　　　　　　　卡路里与束身衣

生命危险地将胸部挤进狭小的束身衣中，用不了多久，口中便传出一股恶臭。无论她们原本是胸前伟大或平坦，都在无知下穿着束身衣改变胸形，并受到追求美貌的强烈欲望驱使，将腰身禁锢于鲸骨制成的狭小牢笼中，大开门户迎接肺结核与肉体的腐败凋零。

对女性虚荣心态（及其后果）的警觉，以及同时期社会上发展出对新兴食物的爱好，均加深了行为、健康、医学与饮食之间的关联性。医师、炼金术士、化学家、知识分子纷纷加入辩论，探讨不同健康饮食生活方式究竟孰优孰劣。具有商业潜力的养生方式也开始被包装成各种流行节食法，并制造成产品推销贩售。自维多利亚时代起，某些饮食在销售时还被标榜为"奇迹食物"，这种风气至今仍方兴未艾。威廉·福金厄姆（William Folkingham）所调制的药方"panala ala catholica"就是新型专利食品的其中一例。"panala ala catholica"是由啤酒与草药酿造至少三天而成的冷饮。这个配方在 1623 年于一本同名书籍中发表。1653 年，肯特伯爵夫人出版食谱介绍最新的甘泉露（cordial waters，有时亦称为瘦身饮），在上流社会掀起一股热潮。

节制饮食可以比拟为一趟漫长的航行。这或许也是为何瘦身书或节食手册总是有其存在价值。威尼斯商人路易吉·柯尔纳罗（Luigi Cornaro，1464～1566）所撰写的《长寿的艺术》（*The Art of Living Long*）是一本相当成功的减肥书。1558 年此书首次出版于意大利帕多瓦（Padua），但直到四百五十年后仍在印行。《长寿的艺术》甫上市便一炮而红，不仅多次再版，还被翻译为多种外语。与柯尔纳罗同年代的埃利奥特、布尔德、威廉·沃恩及杰维斯·马卡姆[1]（Gervase Markham）都相当重视饮食过量所引发的问题。他们皆拜读过柯尔纳罗"绝佳的饮食模式"，并提倡与此书相去不远的简朴农家饮食方式。1903 年版的《长寿的艺术》即便不再提倡柯尔纳罗极端的减肥方式，仍建议读者谨记其饮食原则之精髓。对今日的神经行为学家而言，柯尔纳罗的减肥法太过严苛，有时更可能会造成反效果。

柯尔纳罗的人生是一个罪恶与救赎的故事。他的著作始于对人生中前四十年放荡不羁、纵情享乐的告解。这种荒唐的生活模式让他的许多挚友失去性命。为了不像其他人一样早早踏入坟墓，柯尔纳罗聘请当时最好的医师，协助他摆脱恶习带给身体的伤害。这些医师最后的结论是，唯有奉行滴酒不沾、节制规律的生活，柯尔纳罗才能得救。对柯尔纳罗而言，不节制饮食就只有死路一条，因此他设计出一套个人养生饮食法，挽救了自己的性命。

柯尔纳罗饮食法的第一个原则是重拾自制力。他相信贪食不只是个人罪行，更是杀人凶手。在他看来，贪食就有如一股毁灭性的力量，"每年夺走的性命多得不计其数，与最严重的瘟疫或无情的战火不相上下"。他秉持改宗当下的强烈信念，引用古代先哲盖伦、希波克拉底、柏拉图、西塞罗（Cicero）等人的著作，强力主张生活应规律节制；所有热情就算不一并弃绝，也必须加以约束；人不应继续被饮食享乐所奴役，饮食享乐不过是致命的幻象，而味觉就是其中一种享乐。柯尔纳罗写道，"美食对心灵有百利而无一害"的说法并不正确。这种说法只适用于总有一天将自食恶果的享乐主义者身上，并让"不断与厨师、酿造师作对的卖药人"从中获利。

---

[1] 英国作家及诗人（约 1568～1637），代表作为谈论英国饮食之《英国主妇》（*The English Huswife*）。

确实，减肥的必要条件是运动与节制饮食，医学或药物往往不过是良好生活习惯的替代品。

柯尔纳罗指示读者饮食应量少而有节制（今日限制卡路里摄取的学派就是直接师承他的饮食原则），亦建议每日的饮食内容应该是总共 570 克的面包、汤品、新鲜鸡蛋的蛋黄、肉类，以及 400 克的葡萄酒。至于肉品种类，他建议只食用以下几种：小牛、小山羊、绵羊、鹧鸪、小母鸡、鸽子，"而可食用的海鱼和河鱼则分别为黄金鱼（goldenies）及狗鱼（pike）"。后来柯尔纳罗的孙女回忆，祖父年老后刻意缩减食量，有时候限制自己整天下来只吃一个蛋黄，偶尔还将一个蛋黄分成两餐吃。柯尔纳罗发现自己只要改变饮食方式就会生病，因此他认为这个现象证明了规律饮食对人体的重大影响。

柯尔纳罗的饮食方式还为他带来意料之外的收获。西方传统一直将耽欲放纵视为女性特质，使柯尔纳罗感觉自己在追求虚华享乐的过程中丧失了男子气概，因此节食后的他不仅成功减肥，更重拾男子气概。柔软又女性化的肥胖意味着"脆弱"，与"真正"男子汉的刚毅气息背道而驰——这种心态是一项棘手的文化课题。将肥胖界定为女性特质，身材重塑，他人眼中的自我形象（选择节制饮食或自我放纵），三者间关系错综复杂，因此展开节食计划绝非小事一桩。节食者所变更的不仅是身材体形：他们也必须同时转化身体在社会中所占据的空间，进而改变身体向世界所传递的信息。

曾写过"打从医师开始治疗暴饮暴食，生活便失去节制，怠惰亦大行其道"的英国诗人德莱顿（John Dryden，1631～1700）承认，医学早在很久以前便开始对抗人类贪得无厌的口腹之欲。英国诗人暨政治家弥尔顿（John Milton）在经典史诗 1667 年的《失乐园》（*Paradise Lost*）中指出，若想避免疾病、苦难，就必须秉持"节制"

原则；他更将暴饮暴食归咎于夏娃与她放纵无度的女儿，主张贪食乃是女性的恶习：

> 有些是用暴力打死的，如你所见的，
> 有些是由于大火、洪水和饥馑而死的，
> 由于饮食过量而死的更多，带来
> 可怕的病症；有一群怪异的
> 家伙出现在你面前；你知道
> 夏娃的破戒给人带来多大的
> 不幸啊！

> 如果你
> 谨守"不过分"这一法则，受到
> 节饮节食的教育，不贪图暴食之快，
> 从而求适当的营养，直到多少春秋
> 以后，好像果实成熟了，
> 自然落入母亲的怀抱，可以
> 尽其天年，瓜熟蒂落不强摘。[1]

　　直到 18 世纪，节食基本上仍意味着健康的饮食与生活形态。医师、哲学家、诗人、政治家对此亦多有讨论着墨。节食的概念中涵盖了道德观、自制力、公民责任、自我意识及均衡。德国哲学家尼采由于久坐而发福。他在 19 世纪晚期读过柯尔纳罗的著作，却对这本书不以为然。他在 1888 年的著作《偶像的黄昏与反基督》

1　此处译文取自朱维之翻译、桂冠出版之《失乐园》一书。

（*Twilight of the Idols and the Anti-Christ*）中写道："（柯尔纳罗）之所以食量极少，是由于其异常缓慢的新陈代谢……这个年代的学者体力会因为紧张而快速消耗。要是吃得像柯尔纳罗一样少，肯定是自寻死路。你们必须相信专家——相信我，我试过了。"不过，就算柯尔纳罗的节食法对身为德国虚无主义者的尼采无效，这种对 16 世纪意大利人有益的饮食，或许也适用于 19 世纪的英国人。《长寿的艺术》众多版本之一中表示"柯尔纳罗阁下对当代意大利人的观察所得，正可套用于时下的英国"，因为充满繁文缛节的维多利亚社会"并不满足于单调的菜色……我们掠夺陆地、海洋、空中的各种珍禽异兽来满足贪得无厌的奢侈品味……为了打造虚假的品味，厨师被逼着绞尽脑汁开发各式新酱料与刺激物质，好让我们在饱餐一顿过后还是能痛快吞下更多的食物"。

反观我们所处的年代，很难说跟当时有多大的不同：麦片粥口味的冰淇淋、特甜白巧克力与咸鱼子酱、甜菜根与青胡椒果冻搭菠萝芒果泥——这些食物都是近期料理实验的范例。在美国，埃默里·拉加斯（Emeril Lagasse）及主持当红电视节目"赤脚女伯爵"（Barefoot Contessa）的艾娜·加藤（Ina Garten）等美国名厨，皆做出一道道丰盛美味的佳肴。而英国大厨赫斯顿·布卢门撒尔（Heston Blumenthal）据说有 600 道菜正在"设计"当中。至于既非主厨亦非专业厨师的奈杰拉·劳森（Nigella Lawson）则给了自己"美食家"的封号。我们当今对食物所抱持的许多态度——讲求饮食多样化、肆无忌惮地大吃大喝——终究不尽理想。奢华饮食正是激烈节食手段的对照，但两者都无法为我们带来满足感。

西方医学的古老根基"diatetica"是一套根本的治疗方案，以特定的食物与饮食方式建议为患者提供健康管理计划。古希腊人节食的主要目的在于追求全方位的心理、生理与社会健康，必要时也会将减肥涵盖在内。个人会受到不满与欲望驱使而节食，但节食不仅是个人问题，而有其更广泛的社会价值。饮食若良好有节制，生活也能过得安康；至于暴饮暴食的恶果不仅会伤及个人，更将损害公众利益。古希腊时代所奉行的真理适用于 18 世纪，至今也仍旧运行不悖，因此我们应当破除节食与时尚及名流间的联系（即古希腊人对虚荣奢侈所提出的警告），重新将节食的目的聚焦于健康福祉之上。

卡路里与束身衣

第三章

危言耸听万万不可

以往医疗是否能发挥效用全依赖于病患的整体生活作息。18世纪时，解剖在医学研究的运用上越来越频繁。莫尔加尼（Giovanni Battista Morgagni）等医师纷纷开始解剖死尸，发表长篇的医学报告，并针对极度肥胖的患者进行详细的个案研究。莫尔加尼注意到过重的年长女性身材呈苹果形，即今日所谓的雄性肥胖（android obesity），而严重肥胖的年长男性体内则出现与肥胖相关的动脉硬化迹象。尽管医师有节制饮食的概念，又经常对体重过重的患者提供饮食建议，医师本身过胖的情形也还是时有耳闻。

重达200公斤的乔治·切恩（George Cheyne，1671～1743）是知名的苏格兰医师与哲学家，也是爱丁堡皇家医学院成员及英国皇家科学院院士。他在伦敦住过一段时间后移居巴斯（Bath），并且在此执业，专门医治贵族专家，偶尔也治疗罹患精神官能症的上层阶级人士，赚进大笔利润，"几乎有三分之一英格兰病患的主诉是精神疾病"。在他看来，疯狂、精神失常、头脑错乱的根源就是饮食失调。

切恩认为他的心理状态与膨胀的体形有绝对关联性。他早年在伦敦时体重急遽增加，使他陷入死亡的焦虑中。他写道："我抵达伦敦后整个生活方式就变了。我发现小混混、年轻绅士和游手好闲的家伙最好接近，也最容易套交情，而跟这些人结交没什么别的动机，就是想痛快地吃吃喝喝。"切恩给他人的建议中充满他的肺腑之言，他将自己的疾病归咎于放纵饮食，并力劝病患保持身体健康、节制饮食。切恩长期以来都在对抗体重与随之而来的忧郁，他相信欲望与胃口可通过节制饮食、信仰上帝加以压抑。经常有人在咖啡厅、小酒馆里看到切恩与他的"酒肉朋友"高谈阔论纯粹的信仰与真爱。很显然，充满矛盾的切恩在不断寻求身体与心灵的协调。他出版过许多畅销书，包括 1720 年的《论痛风》（*Essay on Gout*）与 1724 年的《论健康长寿》（*Essay on Health and Long Life*）。《论健康长寿》在他有生之年就印行到第九版，并被翻译为多种欧洲语言。至于切恩的另一本著作 1733 年的《英国病》（*The English Malady*）旨在探讨忧郁症及身心之间的冲突。他提倡以节制饮食与素食来进行治疗。切恩的许多朋友与病患都认为他足以与当代最著名的哲学家及作家齐名，其中包括了戴维·休谟（David Hume）、塞缪尔·理查森（Samuel Richardson）、塞缪尔·约翰逊（Samuel Johnson）、约翰·韦斯利（John Wesley）、亚历山大·波普（Alexander Pope）、亨廷顿伯爵（Earl of Huntingdon）与罗克斯伯勒公爵（Duke of Roxburghe）等人，然而病态肥胖的医生提供饮食建议这样的想法，似乎并未引起他们进一步深思。

切恩在书中推行合理而不浮夸的简朴饮食方式。根据他的主张，人只要有良好的健康概念、坚定的美德，再加上基督徒的真正勇气，就足以对抗偏见及食欲。但由于病患过惯了富裕奢华的生活，想抗拒丰盛饮食的诱惑并不是那么容易，此外，普遍少动、静态的工作形态又让饮食问题雪上加霜——直到今日这个问题仍常见。切恩很可能读过柯尔纳罗的著作，他阐述这位威尼斯人的理念并表达赞同：

> 财富增加使航海探险的幅员更为辽阔，我们在世界各地进行掠夺，聚敛原料，享尽奢华。富贵人家的餐桌上所摆满的山珍海味（实际上不仅富贵人家，所有负担得起的人皆然）多到足以挑起最贪婪的食欲，估测食量的最大极限……人与人之间的冲突似乎全肇因于此类竞相炫富的行为。

对不注意饮食的人而言，带来健康危害的不仅有当时问世的大量奢华饮食，另一股新兴的不良风气也同样造成健康威胁："肉类食用过多，肉品制造过程环境恶劣"。人类所食用的肉品来源是被囚禁的动物。这些动物被喂药喂到险些送命，味觉也变得像它们的摄食者一样难以取悦。困扰人类的神经病变也是来自动物体内（由于关养、通便、放血、喂食重调味的饲料等养殖方式所造成），而且甚至是在动物被屠杀、端上餐桌前就已产生。切恩认为肉类的调味与烹煮方式"变得极端繁复。酱汁是以外来的香料及刺激物质巧妙调配而成。如此大费周章不仅是为了使嘴刁的人增进食欲，更让原本胃口好的人吃到不知饱足为何物"。

切恩谴责吃肉漫无节制的行为，他告诫病患自律，为自身的健康与生活习惯负起责任。切恩的主张使人认为找医生看病不仅无效（事实上也经常如此），更没有必要，但如此一来却得罪了他的医师同僚。这些医师展开报复，嘲笑说重达 200 公斤的医生居然有资格教病患减肥。某皇家科学院院士更公开在 1724 年出版的《评切恩之〈论健康长寿〉》（*Remarks on Dr. Cheyne's Essay on Health and Long Life*）一书中讥讽切恩，直指他的建议"或许能讨好奉承病患一番，却绝对不可能拯救他们脱离死亡"。他戏称切恩为"减肥医生"，并表示"靠着吃芦笋与防风草长生不老的花招"是很难流行起来的。另一位医师"皮罗－提萨努斯"（Pillo-Tisanus）则在 1725 年出版了《致乔－尼的一封信》（*Epistle to Ge-ge Ch-ne*）：

> 哦，医生啊，医生啊，谁愿与你用餐？
> 你的菜单上只有一行字，
> 六盎司羊肉！一品脱的酒！
> ……我当你是医生才接受这本书，
> 但我对天发誓，你绝不能做我的厨子！

切恩不为所动，并坚守他的格言"人如其食"。他狂热地宣扬素食理念，他曾说道："吃人肉或兽肉在我看来没有多大差别，吃肉不吃人只不过是风俗习惯罢了。"蔬食食谱越来越普及，如《亚当的盛宴》（*Adam's Luxury*）与《夏娃的厨艺》（*Eve's Cookery*）等两本食谱都在 18 世纪中叶问世。威廉·拉姆（William Lambe，1765～1847）医师也提倡素食主义，他认为素食代表着教养、艺术、和平、农业与开化，而肉食则与口齿不清的野蛮人脱不了干系。切恩以自己作为实验对象，设计出一套以牛奶蔬菜为主的清淡低热量饮食，并认为这种饮食方式最好搭配上规律适量的运动和睡眠。他相当有把握地表示："以牛奶、种子、蔬菜为主的养生饮食法从没有过失败案例，也没有人为此丧命。"这套饮食方法亦为切恩带来渴求已久的心灵平静与安适。此外，仿佛是为自己的养生方式做见证一般，尽管切恩早年大吃大喝，肆无忌惮，他依旧活到七十出头的高龄才离世。

相较之下，切恩的好友塞缪尔·约翰逊（1709～1784）却是年纪越大越肥胖。约翰逊在他所编纂的《英语辞典》（*Dictionary of the English Language*）中将饮食一词定义为"由口腔进入的食物、粮食、食品"，以及"在医学规范下，为了疾病的预防与治疗所调配的食物"。约翰逊深受肥胖所苦，他有如切恩，经常陷入忧郁之中，还将自己的愁思比拟为黑狗。许多医师认为情绪低落与消化不良有关，特别是便秘，并建议患者摄取软质饮食并进行通便治疗。伏尔泰（Voltaire）亦曾针对这个问题发表精辟的见解："每天早餐后能顺畅排便的人都是幸运儿，他们个性温和、讨喜、优雅、体贴、满足，做起事来也很有效率。不便秘的人口中说出的'不'都比便秘的人口中的'是'来得更有气度。"

英国诗人柯尔律治（Samuel Taylor Coleridge，1772～1834）也同样关切胀气与便秘的问题（嗜抽鸦片的柯尔律治有这种顾虑并不令人意外）。在 1804 年 5 月 13 日的日记中，他述及自己的"体重、倦怠，无谓的身体感觉令人厌恶，却又无法置之不理；肠胃中……无止境的胀气，仿佛被粪便刺穿肠道的恐怖便秘……痛得落泪、冒汗、呻吟，那种剧痛与抽搐，就好比女人正在生下天神的子嗣一般"。根据柯尔律治的记录，外科医师立刻赶到现场，随即便折回去拿软管与注射器，万分困难地"费尽九牛二虎之力以注射器将药剂注入体内。天哪！——阻塞顿时畅通，真是太痛快了！——我又躺了四十五分钟，肚子上放了一瓶热水（因为医师希望我能让热水瓶放得越久越好），疼痛不适、难以形容的渴望——总算退去，真是受够了……"（多萝西·华兹华斯[1][Dorothy Wordsworth]其实曾明确在日记中以"胃肠不好"一词暗指柯尔律治。)

　　某个不知名的医师曾在19世纪初期写了一本卫教手册，针对饮食及养生方式提出建议，他同情体内处境堪怜的胃脏，以及"胃脏所承受的暴力对待……我们的日常饮食在质与量上皆不正确"。而饮食中浓郁的酱汁与烘焙糕点又是最为严重的错误。这位医师写道："大部分的糕点都应该归类为违禁品，晚餐也要废除。"就养生方式而言，他所担忧的并不只是消化系统的健康状态与社会上普遍过胖的现象："美食会削弱男子气概，因此男性在饮食管理上需要一套更好的规范。"另一方面，18世纪美国食谱中关于派饼、糕饼、蛋糕、布丁、蜜饯的篇幅厚达英国食谱的两倍。来访的外国人士，"不管是法国人、德国人，甚至英国人，都对我们菜色丰盛、永无止境的晚宴赞叹不已"。曾参观访问美国的英国人科贝特[2]（William Cobbett）则写下这段文字："没什么人会主动要求或逼迫对方用餐，但满桌盛宴就摆在眼前，东道主的接待又是如此热忱，如此殷勤，让人一瞬间就全然丧失自制力，无论饥饿与否都不禁大快朵颐起来。"此外，"尽管不同宅邸的宴客作风大相径庭，丰盛程度却都不相上下"。查尔斯·考德威尔（Charles Caldwell）教授也表示："每出现一个走路东倒西歪、有损我国（美国）形象的醉鬼，就有一百个暴饮暴食的人。"

　　塞缪尔·约翰逊相信："不管一个人食量多大，只要过胖显然就代表吃太多了。"约翰逊的确试过节食。根据1780年9月的记录，他一直在"注意饮食，块头也变小了些"。塞缪尔·约翰逊的传记作

1　英国浪漫诗人威廉·华兹华斯（William Wordsworth）之妹，华兹华斯兄妹皆为柯尔律治友人。

2　英国新闻记者与政论家（1763～1835）。

者詹姆斯·博斯韦尔（James Boswell）为《伦敦杂志》（*The London Magazine*）撰写一个名为"妄想忧郁"（Hypochondriack）的专栏。博斯韦尔以略为宽广的观点来看待减肥者生活中的不公平现象。他指出："有时候我们会发现胖子吃得很节制，食量很大的反倒是瘦子。"这究竟是怎么一回事呢？

有些人认为变胖纯粹是食量大于身体能量消耗所导致，但这只是其中一种说法。托马斯·贝多斯（Thomas Beddoes，1760～1808）医师对脂肪过多的成因给出一个激进的理论，并建议以自我挨饿的方式治疗。1793 年他将"气体化学"应用于减肥。这个理论得自法国化学家拉瓦锡（Antoine Lavoisier）的实验。实验结果显示，呼吸时肺部会吸入氧气，并将食物中的碳与氧气结合，再排出二氧化碳。贝多斯相信氧气有可能会进入人体更深处，是故氧气若无法妥当与体内的脂肪结合，脂肪就会堆积于体内，而不会燃烧成为能量（实际上就是代谢缺陷）。贝多斯试着让病人吸入更多氧气来治疗肥胖，但并没有明显的成效。他记录道："人生中没什么比亏待胃肠不久后又悔不当初更常见的行为……把能让胃膨胀得像个气球的物质放进胃里，分析这个做法会对身体产生什么影响。"不过在同时代的威廉·沃德（William Wadd）医师看来，贝多斯的想法却是荒诞不经的。沃德医师表示："贝多斯医师胖得不像样，连克里夫顿（Clifton，即贝多斯之居住地与实验室所在地布里斯托［Bristol］）的女士们都替他取了'活动羽绒床'的绰号。"

沃德医师是英王御用的外科医师，也替富豪看病，他对当时肥胖普及到"不值一提"的现象感到十分恐惧。他因为 1810 年的著作《肥胖概论，或肥胖疾病论》（*Cursory Remarks on Corpulence or Obesity Considered as a Disease*）一炮而红。这本书在他有生之年就印行到第四版，并在书中收录了一位极度肥胖患者死后的解剖观察报告，并附上图示："患者的心脏本身就是一大块脂肪，大网膜（omentum）有如一片肥厚的围裙；整个肠道都陷在脂肪当中，仿佛腹部的腔室被人浇入融化的羊脂……肠阻塞的程度严重影响重要器官的运作，因此令人讶异的不是这个人怎么会死，而是他怎么活得下来。"他在寻找治疗方式的过程中查遍所有可得的饮食建议。此书的最后一个部分检视评析古今对过胖的见解，对当时最受欢迎的减肥法进行了一场发人深省的巡礼。沃德医师特别推荐减肥者食用麦麸面包、各类蔬菜，摄取少量肉类，少喝酒，吃腌肉，勿喝茶，酒最好也戒了（沃德与其他医师皆相信，酒精与脂肪一旦混合就会有自燃的危险）。他还建议减肥者尽量缩短睡眠时间，此外，减肥者亦可在腹部系上一条绷带，并"随意"收放绷带。沃德医师的其他减肥建议还包括服用洋地黄、骑马、出海航行、高声朗诵、以较平常更快的速度行走、在身体上撒热沙、利用热炉子与泡澡逼汗（偶尔再搭配冷水澡来强身）、泡药澡、在身上撒盐，以及晚餐后严禁呕吐等方式。

沃德详尽的研究也反映出医师对减肥方式各有见解。他发现，17世纪的生理学家博雷利（Giovanni Borelli）建议减肥者嚼食烟草，另一些人则建议服用海葱醋（海葱貌似洋葱，海葱醋是由海葱球茎所提炼而成的利尿剂）、禁食、运动、吸入更多氧气、饮用大量茴香水，以及"据我所知可最有效减少体内过剩脂肪"的严格蔬菜饮食。当时的人还建议减肥者进行蒸汽浴及洗头，而每晚吃一块肥皂作为催吐或通便剂的减肥法也相当流行。某位体重127公斤的病患，将7克的手工橄榄皂溶解于140毫升的软水中，连续两年在每晚睡前服用；另一位乡绅则购买了"12公斤重的橄榄皂，唯一的目的就是食用"。然而对沃德医师而言，泻剂使用过度会危害健康，而排汗也无益于减肥，因此最后胜出的减肥方式还是禁食。

沃德将所有减肥建议归纳出三大要素：饮食、运动、睡眠；并推荐由施莱西尔医师（Schliecher）所设计的饮食方式，这种方式亦称为"少量多餐"法。以下即为少量多餐法的内容：

早晨七点：羊肉、小牛排或小比目鱼、面包。

早晨八点：一杯茶，加糖。

早晨十点半：三明治夹肉。

中午：肉、蛋、绿色蔬菜、奶酪、新鲜水果、一杯白酒。

下午四点：一杯茶，加糖。

晚上七点：面包与奶酪。

晚上九点：冷肉、沙拉、两杯白酒。

1829年，沃德医师在爱尔兰跌落马车后过世。此时过胖显然已经成为相当普遍的困扰，节食也即将成为维多利亚时期众所关切的议题。另一方面，以不同方式看待饮食政治观及伦理观的新文化美学也正蓄势待发。耽于奢华享乐，无视饥民痛苦，为法国带来了一场大革命，而1790年代后以至于19世纪的英国，则出现好几回农产歉收。当时的英国赋税沉重，饥饿的劳动阶层对威尔士亲王（后来的乔治四世）的庞大食欲及堕落行径也一清二楚。1796年出版的《新布莱顿指南》（*The New Brighton Guide*），将布莱顿行宫（Brighton Pavilion）形容为建筑废墟及纵情宴饮的场所，亲王与众食客"一而再，再而三地狂吃豪饮，直到衣衫都染上紫色的酒渍为止"。另一项文献则提及，他们的行为说明了"今日的英国奢侈自私、举国腐败，即便最堕落的查理二世时期也望之弗如"。吉尔雷的漫画将乔治四世描绘为极端浪费、啃蚀国家资源的寄生虫。在画作《在消化恐惧中的酒色之徒》[1]（*A Voluptuary Under the Horrors of Digestion*）中，乔治亲王的体形在吉尔雷笔下膨胀得相当离谱，亲王有个硕大鼓起的腹部与臃肿的大腿，还在剩菜与满溢的夜壶围绕下大吃大喝，正是一幅暴饮暴食与污秽的写照。肥胖也因为这张图而烙上龌龊、贪婪、懒惰的污名。

消费者自 19 世纪之初便受到贪食的残害。食物是"信仰、文字、习俗与物质的总和"，食物也引发了"从美学与经济学、自然文化面，以至于社会、心理、生物学等各层面的议题"。在某种程度上，饮食带有性别色彩。某些食物适用于男性行为模式（即"良好的"），如水煮肉或蔬菜；而另一些食物，像是辛辣料理或甜食，则质性软弱阴柔，带有忘我（ecstasy）与否定（denial）的意涵。玛丽·沃斯通克拉夫特[2]（Mary Wollstonecraft）在 1792 年的著作《女权的辩护》（*Vindication of the Rights of Women*）中写道："为数众多的（女）人根本就有如一道道美食供饕客恣意取用。"对体重的过分关注打从出生就已经展开。乔纳森·斯威夫特[3]（Johnathan Swift）在 1729 年的《野人刍议》（*Modest Proposal*）一文提及："（据我所测）新生儿平均重 12 磅。"1860 年，牧师戴维·麦克雷（David Macrae）曾说："婴儿刚出生时该做的其中一件事，似乎是要赶紧为他称重……接下来在孩子还小的这段时间，时不时就要帮他称重，直到他年纪够大，能自己量体重，而量体重也成为他的私事为止。"乔治三世的外科医师，生理学家约翰·亨特（John Hunter, 1728～1793）相信，生命的原动力并非受孕，而是消化，消化使生命得以永存不朽。胃是人体中的主

1　此幅画作取名为"在消化恐惧中"来讽刺乔治四世的荒唐，因为当时社会大众生活困顿，普遍活在饥饿恐惧之中，绝不可能有机会饱到产生"恐惧消化"的感觉。

2　18 世纪的英国女作家（1759～1797），也是西方社会第一波的女性主义者。

3　爱尔兰讽刺文学大师，代表作为《格列佛游记》（*Gulliver's Travels*）。

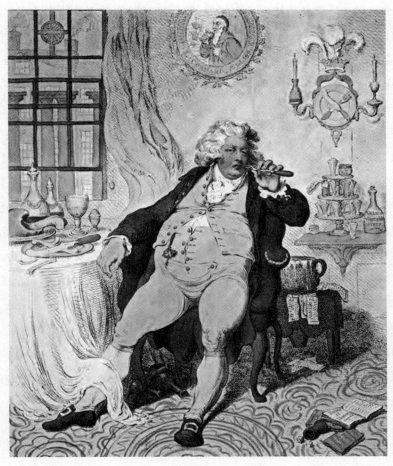

图 3：英国讽刺漫画家吉尔雷（Gillray）所绘之威尔士亲王乔治，也就是日后的摄政王与乔治四世（1820～1830 在位）。图中的威尔士亲王酒足饭饱，粗鲁地拿着叉子剔牙，正是一幅贪婪浪费的写照。他同时也因为体形庞大得到"鲸鱼亲王"的别号。（"威尔士亲王"[Prince of Wales] 与"鲸鱼亲王"[Prince of Whales] 的英文读音相同。）威尔士亲王素有在战时纵情享乐、挥金如土的恶名。暴敛横征再加上粮食短缺，让贫困阶层过得苦不堪言。彰显在他肉体上的暴饮暴食不仅是种个人缺陷，更是道德与政治上的罪恶

要器官，"以隐藏的能量将食物转换为身体的一部分，可谓是真正的动物。所有的动物都不能没有胃，而对许多动物，也或许是大多数动物而言，胃乃是体内的主要脏器"。亨特医师在《外科原则讲演》（*Lectures on the Principles of Surgery*）中提倡良好的身体功能可为个人及国家带来稳定；过度膨胀的状态，无论对个人或国家，都是一种灾难。

饮食、自然与政治学相互连接的概念，让当时极具影响力的人物深感兴趣，英国浪漫诗人雪莱（Percy Bysshe Shelley，1792～1822）即为其中一例。雪莱推动素食主义，并于1813年出版著作《为天然饮食辩护》（*A Vindication of Natural Diet*）。据说雪莱视感官享乐为仇敌，他吃得有如隐士般简朴，有时还会不确定自己是否用过餐了。雪莱奉行的饮食方式合乎道德原则：依循医学建议，带有节制自律的概念，并对社会与政治负责。这种方式代表着回归"自然"，是当代对污染、人造物质与腐败的反动，直到今日依旧能激起共鸣。雪莱1820年的诗作《肿脚暴君》（*Swellfoot the Tyrant*）触及阶级制度中的政治苦难，并刻画出饥饿女神神殿中的恐怖情境，其中有一景为"数名穿着黑衣的臃肿教士列于两侧，手中捧着大骨与剁刀"。雪莱笔下的肿脚暴君是一位大摇大摆、漫无节制、脑满肠肥的恶人，他称颂着：

> 众王与头顶桂冠的诸皇，
>
> 骨子底的屠夫，印纸钞的家伙，
>
> 主教、执事，及整支
>
> 肥胖的殉道者大军，全是来解决
>
> 满溢龟肉汤、痛饮白兰地的恶魔……

雪莱主张，人体是在社会中所建构、制造而成，也消耗于社会中。他认为余烫龙虾与基督教专制国家间有直接的关联；而言下之意就是饮食，以至于体形，皆带有政治意味。

相当于雪莱同时期的一名杰出海军军医托马斯·特罗特（Thomas Trotter，1760～1832），也同样关切当下饮食过量的现象，并以古代所崇尚的自然风气对照。对特罗特而言，奢华、富裕、慵懒、不知节制的城市生活，是一道"放荡的漩涡"（vortex of dissipation），而食用大量调味的精致美食，只会加速体力退化，并使灵魂坠入"肥胖的身躯"中。特罗特在1807年著作《神经质之我见》（*A View of the Nervous Temperament*）的卷首题词中，引用莎翁名剧《麦克白》（*Macbeth*）中的一段台词来提倡节制饮食的重要性：

> 人性中无边无际的贪婪欲望
> 是一种压迫，逼得无数君王
> 坐上宝座没多久
> 便早早垮台

集疯狂、邪恶、危险于一身的英国诗人拜伦（Byron，1788～1824）恶名昭彰，魅力十足，正好也拥有微胖的体形。拜伦笔下浪漫诗意的男性，苍白、纤瘦又罹患了结核病，但他本身却拥有"病态的易胖"体质。他就有如当今影视名流一般费尽心思维持身材。就读剑桥大学期间，他力行节食，并穿上多层衣服以利发汗，好维持体形瘦削及思路清晰。认识拜伦的人都晓得他对肥胖的恐惧。他相信肥胖会令人有气无力、迟钝愚笨，他还非常害怕饮食过量，甚至是正常的食量，都可能使他失去创造力，因此拜伦经常让自己处于挨饿状态中，又经常称体重，但等他饿到极点时便开始暴饮暴食，最后则以服用过量的氧化镁缓解胃胀气。拜伦是个贪婪而吹毛求疵的矛盾综合体。在他三十出头、游历于意大利时，他的饮食是以红酒与苏打水为主。不过根据他 1821 年 1 月 26 日礼拜五在拉维纳（Ravenna）的日记，他"一下马，就遇见才刚从法恩札（Faenza）抵达的中尉 E。我请他明天过来吃饭，但不是今天，因为我有只小鲽鱼想留着独自享用（礼拜五依教规必须斋戒[1]）。整条鱼都被我吃完了"。拜伦最爱的瘦身餐是饼干配苏打水。他还曾推掉一顿丰盛的大餐，只为了进行一套将马铃薯压平浸在醋中的新式减肥餐。

由于拜伦的文化影响力强大，医学界与社会大众皆忧心他会对尚无主见的年轻人带来负面影响，与今日大众对足球选手或明星私生活荒唐糜烂的恐惧没什么两样。当时的人指控拜伦助长忧郁症与情绪不稳定的问题：浪漫时期的年轻人"对肥胖的畏惧重如梦魇"，因此他们喝醋减肥，还吃米饭好让肤色看起来更苍白。此外，拜伦亦被指责为是使少女病倒、身体衰弱的元凶。假如身材有些许走样，这些年轻人就会严厉斥责自己沦为精致文化及美学品味的罪人，并期待能病上一场好瘦下来。在 19 世纪后期定义出"神经衰弱"症状，并将这种病症命名为"neurasthenia"的美国医师比尔德（George Miller Beard，1839～1883），对时下年轻女性由于害怕"引来恐怖的拜伦信徒"，结果整个成长阶段都处于半饥饿状态的现象感到忧心忡忡。比尔德认为食量过少、身材瘦削、心灵脆弱，皆与时下风行的浪漫主义运动有直接的关联。拜伦曾主张："女性绝不可在人前吃喝，唯一的例外是龙虾沙拉与香槟，因为真正女性化又看来顺眼的食物只有这两种。"（能吃龙虾沙拉又能喝香槟，听起来其实也没那么糟。）不过拜伦的残酷和双重标准又更凸显出他的聪明才

1　天主教的斋戒规定星期五只可吃一顿不含肉类的正餐（但可食鱼类），与早晚两餐轻食。

智。在他结束和卡罗琳·兰姆夫人（Caroline Lamb）惊世骇俗的婚外情后，兰姆夫人的体重因失恋掉了许多，但拜伦却刻薄地对兰姆夫人的婆婆说自己"被骷髅附体"。1822年时拜伦已经让自己饿得染上怪病，但他仍非常清楚饮食过量所造成的影响，是"半数以上人类疾病的根源"。

布里亚－萨瓦兰（Jean-Anthelme Brillat-Savarin，1755～1826），在1825年的著作《味觉生理学》（*The Physiology of Taste or Meditations on Transcendental Gastronomy*）中引述了一封信，信中提到拜伦于1816年入住瑞士迪奥达提度假别墅（Villa Diodati）的逸事。根据此信，当时的拜伦正在节食，他"早餐只吃一片薄土司配茶，午餐吃清淡的蔬菜与一两瓶掺白酒的苏打水，傍晚则只喝一杯不加糖或奶的绿茶。整天下来他就只吃这些食物，并暗中靠着嚼烟草或抽雪茄来缓解饥饿难耐的痛楚"，而烟草正好是另一种出名的食欲抑制剂。

法国人布里亚－萨瓦兰同时身为律师、政治家、庶民医生，也是美食家。他是低碳水化合物饮食的早期支持者。他逃离法国的恐怖统治移居瑞士，后来又前往纽约。他在1797年返回法国继续从事法律工作，并着手于法国当前正面临的两大问题：过胖与过瘦。布里亚－萨瓦兰相信，古有名训，国家的命运在于人民的饮食健康，因此他撰写了《味觉生理学》一书，探讨饮食艺术、料理美学、美食鉴赏，以及崇尚"珍稀料理"的不智，是一本有科学根据的权威性的著作。布里亚－萨瓦兰坚信，"凡人都想避免肥胖，就算不幸过重的人也亟欲摆脱肥胖"，而在他看来，只有一种以严格医学及科学法则为根据的减肥方式能彻底有效的减肥，那就是"在饮食中严格限制淀粉类食物摄取"。

布里亚－萨瓦兰认为人必须戒除"最常见且最容易造成肥胖"的食物，而这项主张也成为其"抗肥饮食"的理论依据：淀粉、糖分与面粉制的碳水化合物食品，皆为脂肪阻塞于人类与动物体内的罪魁祸首，把牲口养肥卖到市场上就充分证明了这个论点。严格限制任何淀粉或面粉类的饮食显然可使体重减轻，假使同时减少糖分摄取则效果更好。减肥者应以绿色与根茎类蔬菜、水果、水煮肉取代淀粉类食物，并饮用开水、咖啡、茶、淡白酒，至于烈酒则只能偶尔品尝。布里亚－萨瓦兰写道："我从饮食内容就能看透一个人。"这句开场白看似很有道理，但他接下来的言论，却不经意沦为时下歧视女性的批判："没有奶酪的筵席，就像美女少了一只眼。"

尽管布里亚－萨瓦兰相信造成肥胖的元凶是碳水化合物，他依旧认为时下的挨饿概念有助于减肥。挨饿，低碳水化合物饮食，从事骑马、步行等运动，是布里亚－萨瓦兰的三大绝对法则。不过他本身亦有大腹便便的困扰（这点"鲜见于女性"），他曾卖弄自己的"脚踝、脚背与小腿硬如阿拉伯名驹"，但却将自己的胃视为最恐怖的敌人。他努力了三十年，总算成功将腰围缩减至正常尺寸。减肥需要下苦工，也要全力以赴（"认真下功夫减肥是稀有的特例"），但若是让人用他们觉得最简单的方式来减肥，将会得到最大的成效。布里亚－萨瓦兰从经验中了解到，"一个人还没吃饱却必须离开餐桌，需要极大的毅力。只要食欲还没退去，就会毫无抵抗力地一口接一口吃下去……罔顾医师的指示，但有时候则是想仿效医师的行为"。

布里亚－萨瓦兰很清楚自己在旁人眼里就像是怪兽。尽管减肥者只需避开脂肪、饼干与精制食品之类的食物，他却夺走他们最爱的食物："'天哪！'无论男性或女性读者都会哀号'天啊！这位教授真是太过分了！总而言之，所有我们最爱的食物他都要禁，像是栗美（Limet）的小面包、阿沙尔（Achard）的蛋糕、各种饼干……还有其他一百多种以面粉加奶油、面粉加糖，或面粉加糖和鸡蛋所制成的料理！他甚至连马铃薯和通心面都不准我们吃！谁会料到一个看似好相处的美食主义者居然做得出这种事？'"不过，布里亚－萨瓦兰也提醒读者，不控制体重的下场就是体重增加，"变丑，变胖，变得气喘吁吁，最后则死在自己融化的脂肪里：这种精彩场面我绝不会错过的"。

减肥者早餐可食用黑麦面包（营养成分较低，更重要的是黑麦面包风味较差——不过减肥者可以只吃面包皮），绝不可吃蛋，喝巧克力但不喝咖啡。早餐应尽早食用，好让肠胃消化可在下一餐之前完成。爱喝汤的人可以喝由绿色蔬菜、根茎类蔬菜与包心菜切丝煮成的蔬菜汤。米饭、面包、淀粉类的馅饼、面粉、派皮、热派的酥皮都不能吃，但可吃大量樱桃萝卜、朝鲜蓟、芦笋、芹菜、刺菜蓟、小牛肉与鸡肉。含糖的料理是绝对禁止食用的，但减肥者可选择巧克力奶冻与果冻；果冻成分可以是红酒、柳橙汁，也可以是新鲜或腌渍的水果。午餐过后便可饮用咖啡、白酒，亦可小酌烈酒，但对啤酒却必须"有如瘟疫般的避之唯恐不及"。假使减肥者原本就已经体形肥胖，他们则必须在夏季喝完三十瓶苏打水，每天早餐及睡前各两杯。要是减肥者随时穿戴布里亚－萨瓦兰专利所有的"抗肥束带"，并逐渐收紧束带，将有助于打直脊椎，并可阻止"腹部皮肤因肥胖延展，如此一来减肥后表皮才不至于松弛"。除了前述指示，布里亚－萨瓦兰还告诫减肥者应逃离诱惑，并且要谨记减肥成败全关乎士气。布里亚－萨瓦兰相信，减肥者务必要以哲学的态度来看待自身的艰难处境——及早认清心理素质在节食过程中的重要性。

布里亚－萨瓦兰并不愿将过度肥胖视为疾病："肥胖不是病，肥胖充其量不过是我们无法抗拒诱惑的下场，唯一该怪罪的只有自己。"不过，即便肥胖对他而言算不上是一种病，肥胖依然无疑是"最令人厌恶的不健康状态，我们也因为自身的过错而几乎随时可能变胖"。减肥需要意志力与决心。布里亚－萨瓦兰的减肥计划是配合减肥者性情所量身设计，"有最扎实的物理化学理论根据，任何想要的减肥效果都能达到"。在所有医学处方之中，饮食是减肥最重要的一环，因为饮食每时每刻都会对人体产生影响，不过药物对减肥还是有所帮助。布里亚－萨瓦兰主张奎宁可干扰体液转化为脂质，故具有抗肥胖的作用。他还观察以民间疗法与奎宁治疗的发烧病患，结果服用奎宁的病患并未发胖，因此他推论奎宁的刺激作用具有减肥功效。布里亚－萨瓦兰认为在力行节食的第一个月过后，任何还想瘦更多的人最好能再进行一个月的节食计划。在此期间减肥者应在每隔一天的早晨七点饮用一杯溶入一茶匙上好红奎宁的无甜味白酒，不用多久就可看出明显的减肥成效。

布里亚－萨瓦兰以为，强调肥胖对身体所造成的不适，比道德劝说来得更有效，比耳提面命更令人信服，也比法律更强而有力，此外女性又比男性更容易接受这种说法。社会大众需要一个证明，让他们相信餐桌上的愉悦只会带来毁灭。布里亚－萨瓦兰提出警告："自诩为高度文明的我们都吃太多了。我们的身体每天都在吸收不需要的过量饮食。"一位过胖的绅士路易·葛雷福（Louis Greffulhe）接受布里亚－萨瓦兰的减肥治疗，并立即承诺他会像遵守宗教信条般严守饮食规定，并在减肥疗程的开始与结束时各称一次体重，借由数据评估减肥成效。实行减肥一个月后，葛雷福表示自己本着背水一战的决心遵守减肥规定，并瘦下至少 1.5 公斤。尽管体重减轻幅度不大，但葛雷福却觉得他已经付出太高的代价，打算放弃减肥。结果意料中的事情发生了。根据布里亚－萨瓦兰的叙述，葛雷福复胖了好几公斤，还不到四十岁的他就因为体重过重导致呼吸困难而死。葛雷福的死因是贪食与缺乏意志力；成功减肥不复胖是需要勇气的。

布里亚－萨瓦兰自认为是生活中美好事物的崇拜者。对于美，他曾写过"肥胖对男女两性都有不良影响，因为肥胖无论对力量或美貌都会造成伤害"。他表示过度肥胖会让一度姣好的面容变得平凡无奇，十个胖子中有九个是圆脸、凸眼、狮子鼻。以拿破仑一世（Napoleon I）为例，他在最后一战时体重大幅上升，整个人显得病态而迟钝。布里亚－萨瓦兰思索假如自己是医生将有什么成就。他觉得自己首先会针对肥胖撰写一篇巨细靡遗的论文，再以专家之姿扬名，"享受双倍的优势：拥有最健康的病人，每天身边还围绕着漂亮的女性同胞，因为女性的终身目标就是维持理想体重，不能过胖或过瘦"。假使一位治疗女性肥胖的医师受过良好教育、谨言慎行、仪表堂堂，布里亚－萨瓦兰断言他必定能为减肥事业开创一番奇迹。如今符合前述条件的减肥大师想来还真不少呢！

布里亚－萨瓦兰认为女性"原始的体形与美丽"很容易就埋葬于肥肉之中。每当他遇见一个"迷人的小女孩，有着绯红的脸颊、塌鼻子、圆润的双臂，手背上长着小圆窝，还有一对美丽的小脚丫子"，他就会远眺十年后女孩变老变肥的模样。肥胖让跳舞、走路、骑马都更加困难，肥胖的"受害者"还容易罹患像是中风、水肿、腿部溃疡等疾病，肥胖更使得这些疾病的治疗难度提高。即便如此，"要胖子早起"就仿佛会"要了他（或她）的命"似的，而布里亚－萨瓦兰也同意骑马并非人人适合。骑马相当昂贵，此外，女性还必须拥有温顺俊美的马匹、最时髦的骑马装束、帅气的马夫，才能从事这项运动。再者，散步也可能是很麻烦又显然无聊至极的活动，因为"散步十分累人，路上有恐怖的泥巴与尘土，石头还会割坏精美的小靴。万一有个大头针针头大小的面疱在路上破了，马上就会被当成是那庸医和他减肥法的问题，减肥计划当然也就半途而废了"。

虽说肥胖窃取了女性的美貌，瘦骨嶙峋并不见得就比较好。布里亚－萨瓦兰认为体重太轻"对女性而言是恐怖的灾难：美丽比生命更重要，而圆润的体形与优雅曲线正是最美丽的女性特质。即便是最高级的香水或灵感最丰富的裁缝师，遇上过瘦的女性，都难以为她掩饰缺陷，隐藏棱角。俗话常说，骨瘦如柴的女性无论生得再怎么好看，魅力都会随着扣子一颗颗解开而递减"。布里亚－萨瓦兰希望过瘦的女性能恢复合度的身材，再也不需要礼品店经常展示的丝棉衬垫，"这些衬垫在假道学的人眼里简直是惊世骇俗，经过时还会不由得打一股冷战。他们即使目睹衬垫下的实体，都还不至于如此避之唯恐不及"。布里亚－萨瓦兰所建议的增重方式，是每日食用大量刚出炉的新鲜面包。每天早晨八点之前，瘦削的女子必须喝一碗加入面包或面条的浓汤，并再来一杯上好的热可可。十一点用午餐时她得吃以新鲜鸡蛋所料理的炒蛋或荷包蛋、一小块肉派或几片肉排以及一杯咖啡。用过午餐后稍做运动也有助于增重，像是散步"去杜伊勒里花园（Tuileries）、找裁缝师、去购物，或是拜访友人"。晚餐时她可以喝汤，吃鱼吃肉，吃米饭、通心面、淋上糖霜的糕点、甜奶冻、奶油布丁、还能吃手指饼干与时下流行的巴巴朗姆酒蛋糕作为甜点。饮料可选择啤酒，也可以考虑来自波尔多或比利牛斯山区的葡萄酒，虽然所有酸性物质，尤其是醋，都可能会把人早早送入棺材。

布里亚－萨瓦兰叙述了一位年轻女性友人的悲剧故事，这位女子是 1776 年他在第戎（Dijon）研习法律、化学与医学时所结识的：

> 路易丝——一位相当可爱的女孩，她有种令人为之着迷的古典丰腴体态，散发着有如希腊雕像般的光芒。尽管身为她的普通朋友，我还是能感觉到她的吸引力。这也或许是我为何如此仔细观察她的缘故。有天傍晚我对她说："我亲爱的朋友，你看

起来不太好，似乎是变瘦了。"她眼中流露出几分忧郁，但仍笑答道："才不呢！我好得不得了。就算瘦了些，我的身体也禁得住。""禁得住！"我很关心地对她说："不管是胖一点或瘦一点，你都禁不起的。你现在美得恰到好处，请继续保持下去。"我还对她说了许多就二十岁年轻男子而言不算太过分的甜言蜜语。这次谈话过后，我便开始更仔细地观察她，也不由得为她感到焦虑。我渐渐发现她双颊凹陷，形骸渐衰。某晚在舞会上跳完一支四对舞后，我质问她究竟发生什么事。这时她才不情愿地承认，同学笑她过不了两年就会胖得像圣克里斯多夫（St. Christopher）一样，所以从至少一个月前起，她开始每天早上喝一杯醋，她还说这件事从未让任何人知道。

路易丝说出的真相让我不寒而栗。我太清楚她这么做的危险性，因此隔天便立刻通知她的母亲。溺爱她的母亲对此事感到十分震惊。路易丝的健康刻不容缓。尽管我们请来最高明的医生，病情依旧毫无起色！生命之泉的源头已遭到破坏，我们察觉危险时希望早已消逝。可怜的路易丝，只不过轻信了无知的建议，年仅十八岁便与世长辞。她生命中的最后几天，都为了无意间缩短自己的性命而懊悔万分。她是第一个在我眼前死去的人，就在我的怀中咽下最后一口气。那时的我正在她的要求下扶她起身，好让她看见光线。

布里亚－萨瓦兰大力谴责这种置人于死地的自虐式危险减肥方式，尽管他严峻的口吻在生动的自我吹嘘之下显得缓和许多。他所叙述的悲剧故事既浪漫又煽情，目的是对年轻女性造成震撼性的影响。他的做法与今日杂志网络上的报道大致上所差无几，但其中一部分的动机并非那么纯正，而是受到贪婪、盈余与既得利益的驱使。饮食"专家"越来越多，布里亚－萨瓦兰也是其中一员。他们在非常早期就为自己开拓出一块利基市场，并为日后的瘦身产业奠下根基。布里亚－萨瓦兰凭着可靠的理论依据，详尽的饮食建议与名人逸事，搭上医学界越来越重视肥胖问题的热潮。他所引领的最新饮食方式接触到越来越广大的群众，而这些人能投注于体重管理的金钱与时间也较以往来得更多了。

第四章

给胖子的忠告

　　19 世纪时人人都在减肥。欧美各地有许多人,将自己包装成提倡节食、销售减肥产品的专家与教师,而这些人又以男性为主。格雷厄姆全麦酥饼(Graham Cracker) 的发明人西尔维斯特·格雷厄姆(Sylvester Graham,1794～1851),是一位美国长老教会的牧师,因此他所提供的饮食建议中也带有宗教信仰的色彩。他抱怨贪食是美国甚至是整个文明世界在饮食上所犯下最离谱的过错。格雷厄姆建议人必须除去饮食中的肉类、酱汁、茶、咖啡、酒类、胡椒与芥末,改食大量蔬菜、全麦面包、水果、坚果类、盐,并多喝开水。他还力劝大众将管理胃当作管教良好的孩子:找出对胃部有益的食材,并使胃部适应这些食物。格雷厄姆写道,时下认为脑受控于胃的观念并不正确。他主张胃应当受到大脑支配,而这种行为的培养是品德教育的一环，当胃听命于大脑的习惯养成后，就成为"俗称的天性"。胃应该是"协助身体的侍者；身体不应仅仅是附属于胃的移动器官"。

自称为"内政部长"的格雷厄姆在 1853 年出版了《胃的自我回忆录，凡会吃者皆可读》(*Memoirs of a Stomach, Written by Himself, That All Who Eat May Read*) 一书，想试着借讽刺挖苦的方式让这个话题不至于太过严肃。他在书中的自我介绍中写道："我必须承认，外形像是苏格兰风笛的我看起来并不太讨喜。风笛的吹气管是食道，而我则是那只气囊。我经常希望演奏曲目中有更多'休止符'，特别是我的演奏者正在暴饮暴食的当下。"格雷厄姆对日常饮食内容的建议如下：早餐只能喝几乎不加糖的红茶，吃一小块法国面包；中午时可吃一客分量不大的午餐，如一小片羊排，或不涂奶油的三明治，再配上一杯啤酒、雪利酒或红酒，"因为晚餐之前不应过度饥饿"。他接着又谄媚地说："晚餐是努力得来的报酬"，但要在不失礼的前提下尽早离开餐桌，加入女士的谈话，最后睡前"在床头放少许饼干也不错"。每个胃肯定都是与众不同的，而"我冥顽不灵的特质可由以下几条规则总结。第一条是节制"。再来，"万一你过度沉溺于纵情享乐中，我只恳求你能让我好好休息"。"另一条规则是定时用餐"。提到便秘，他则极力主张"运动是不可或缺的治疗方式，因为身体必须借由走路或骑马制造健康的废弃物，否则便会使得整个体内系统出现郁结现象"。下一条规则是"咀嚼对我而言相当重要……另外我希望你能遵守的饮食规则是绝不独自用餐"。药物的使用应尽可能完全避免，并随时执行严格的饮食法。"部长大人"还建议读者尽量早起，以温水清洗全身，再将自己擦干，擦到身体红得像龙虾为止，接着再快走半个小时。要是胃仍然不识相地吵着要更多食物，那么就在处理日常琐事时嚼一块饼干，这段时间就会感到很快活，搞不好还能因为这么一小片饼干就产生饱足感而沾沾自喜。

格雷厄姆直接对节食者所提出的减肥法则，正好与部分掌握健康新知的医界人士主张不谋而合。他们认为肥胖者需要减肥协助、减肥动机与互助组织，才能从节食与生活模式的改变上获得减肥成效。英国皇家外科学院（Royal College of Surgeons）的院士穆尔（A. W. Moore）医师，在1850年代出版了收录自杂志《医学时报》（*Medical Times and Gazette*）的一系列书信。穆尔医师于1856年将此书命名为《丰腴，亦称作肥胖、富态、臃肿……饮食系统新发现的概述，可减轻体重，增进健康》（*Corpulency；I.e. Fat, or, Embonpoint, in Excess ... Explaining Briefly his Newly- Discovered DIET SYSTEM, to Reduce the Weight and Benefit the Health*）。这本书在出版当年就印到第三印，受欢迎程度可见一斑。此书的创新之处在于将三十多页的篇幅拨作"饮食日记"，穆尔医师率先采用在书中置入表格字段的排版方式，让读者自行填写每天的饮食内容与三餐及下午茶的用餐时间；饮食日志下方还有一空白处可记录体重。穆尔医师的减肥法巨细靡遗，目标明确。他还在书中收录柯尔纳罗知名的节食故事，作为使用这套饮食养生法成功减肥的范例。

英国《早报》（*The Morning Post*）在1857年3月20日的书评中对穆尔医师的著作大加赞扬，并将这本"小书"的畅销归功于时间、经验与详尽的观察。这篇文章表示，想减肥的人购买此书绝不会失望，"因为读者不需任何更进一步的医疗协助，只要有这本手册就可立即展开减肥。减肥计划十分简明易懂，毫无任何故弄玄虚的医学术语"。书中不仅提供简明易懂的减肥计划与行动架构，"作者值得与做出有用科学发现的人才相提并论"。穆尔医师接受的医学训练是以当时标准的古典医学法则为基础。这套医学训练与过去行医的经验，使他特别重视消化系统对整体体质的影响。

然而穆尔医师也很清楚，他所推行的减肥计划一旦失败，反而会成为负面宣传。减肥计划的确有失败的可能性，但失败并不是因为他的减肥方式无效，而是减肥者难以贯彻减肥计划。穆尔医师知道减肥过程中充满了诱惑与陷阱，因此彻底遵守节食计划的难度非常高。此外，当时的医学市场竞争激烈，医师的名誉及生计全仰赖治疗的成功率，因此医学界充满对立、猜忌，"医师圈内充斥着无谓的病态敏感与暴躁情绪，这种现象在其他专业领域相当罕见"。有鉴于此，穆尔医师要求减肥者"等到出现成效"，才能对外人透露自己在执行他的减肥计划，以现代人的说法，就是维护知名度。如此一来无论是穆尔医师本人或减肥者，都不需担心减肥失败会被人发现；至于想减肥的人，则得到减肥法效力的真实见证。穆尔医师或许也会有种被社会大众检视的感觉，因为他认为时下对减肥议题的了解仍然相当有限，"无法从众多医疗著作中取得任何治疗肥胖的相关信息"，但这种不确定感在造成挫折的同时也为他带来好处。

对于"他人身上难以避免的特征，尤其是格外显著的特征"，特别是肥胖，社会大众在取笑时从不会有半点迟疑。这种行为看在穆尔医师眼中特别可恶。穆尔医师写道："有些人对胖子感到不满，认为肥胖是诅咒的化身；有些人同情胖子；还有些人甚至对肥胖感到愤怒，将胖子视为独霸餐桌的饕客，是一群睡很久、生活懒散、理解力差又行动迟缓的人。"英国埃塞克斯（Essex）马尔顿镇（Malden）上的杂货店老板布莱特（Edward Bright），是 18 世纪中叶远近驰名的"笑柄"。他身高 175 厘米，体重 280 公斤，胸围 168 厘米，腰围 185 厘米，手臂围 66 厘米，而大腿围则粗达 81 厘米。据说 1750 年他三十岁去世时，每天都要喝掉 4.5 升的淡啤酒。七名男子在他死后一同穿上他的外套并扣上扣子，也完全不会撑开缝线。以上就是他体形所留下的惊人事迹。

布莱特一家都是胖子。但 1770 年出生于莱斯特、名声响亮的胖子丹尼尔·兰伯特则是另一回事。直到青春期前，兰伯特无论在外观或食量上都相当"正常"，但自青春期开始，尽管他声称自己饮食清淡，体重却开始直线上升。1806 年时，兰伯特已经胖到不寻常的地步，因此他搭乘一架特别打造的马车前往伦敦，在皮卡迪利街（Piccadilly）53 号收取一次一先令的参观费用。兰伯特身高 180 厘米，体重 330 公斤，大腿围 94 厘米，而腰围则宽达 284 厘米。他死时年仅三十九岁，据说"大自然已经受够了所有的罪行。兰伯特的体重不断增加，他的身体组织阻塞、不再运作，这位敛聚财富的高手也就从此与世长辞"。兰伯特特别定做的棺材下安装着滚轮，将他一路送往墓地。一位 18 世纪的医师肖特（Thomas Short）哀叹："我敢说，从没有一个年代像现代有这么多的胖子。"法国大革命的革命分子兼记者米哈波（Mirabeau）也曾说，神之所以创造出极端肥胖的人，完全是为了要展现人类皮肤能充分延展也不会撑破的特性。

1880 年代，《纽约论坛报》（*New York Daily Tribune*）报道许多人在布恩贝尔（Bunnell）博物馆排队观赏"两吨重肥肉秀"，想借机摇晃那些胖子的肉，"好看看肥肉抖动的样子"。尽管医学专业人士已提出饮食方式与内容的建议，社会上似乎却一直都存在着享受肥胖之"恶"的渴望。即使是到了 1937 年，仍然有报道指出"园游会的杂耍表演与马戏团中，依旧能看到这些奇人异事娱乐病态的旁观者。但如今在笑声背后付出代价的不幸受害者只剩下胖子，这种品味就算是现在仍相当令人质疑"。如今在网络、电视与八卦小报上也都能看到类似的论点。除了胖子，瘦到很离谱的人与其个人网页也拥有自己的观众群。个人问题始终带有政治意味，也越来越受到大众瞩目。因此也

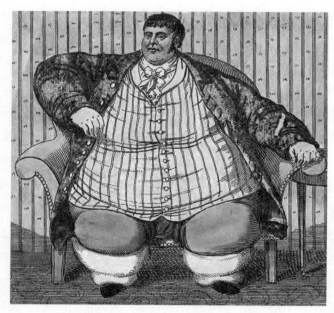

图 4：超级大胖子总免不了引人注目，遭受冷嘲热讽。上图的丹尼尔·兰伯特（Daniel Lambert，1770～1809）身高 180 厘米，体重 330 公斤，他把自己的庞大体形当成奇珍异宝呈现于病态的观众眼前，并在英国各地巡回展示，索取参观费用。如今的社会通过报纸、电视、网络来满足看热闹的需求，这些媒体同时也提供了各种身材体形作为比较的对象

　　　　　　　　卡路里与束身衣

难怪身体形象扭曲在世界各地都是日益严重的问题，并对心理与生理健康带来毁灭性的影响。

穆尔医师还是医学生时体重约 98 公斤，在他写下《丰腴》一书前也有惨遭嘲讽的经验。他靠着自己的节食方式，让体重在 3 个月内下降至 79 公斤。减肥期间他吃早餐的时间很早。早餐是 56 克的饼干（葛缕子饼或是高级硬饼干）、一个蛋、两杯茶或咖啡。接着他会断食到下午五点，才吃以"动物类等食物"所组成的晚餐，并特别确保晚餐中不含任何面包。

当时穆尔医师的减肥计划包含了持之以恒、睡得好（他认为睡觉会令人发胖是错误的观念）、避开面包与发酵酒类、从早上九点到下午五点之间断食等要点。他非常坚持喝醋减肥的迷思必须根除。他与布里亚－萨瓦兰一致认为，"极度渴望借由身材婀娜多姿成名的年轻女性，很容易盲目"相信喝醋有益减肥。穆尔医师晓得有这么一名轻浮的年轻女性，她节食了一整年，从事剧烈的骑马运动，每天喝大量的醋，结果导致她消化不良、歇斯底里、干咳、身体一侧出现剧痛、发热汗等症状，偶尔还会咳出有脓的痰。医生更诊断出她罹患了末期肺结核，康复无望。幸好在千钧一发之时，某位有先见之明的医师逐渐让她恢复营养饮食，并投以补药，才让她保住一命。除了喝醋，穆尔医师也认为吃素减肥的观念既无谓又过时。1851 年，也就是万国博览会（Great Exhibition）举行当年，穆尔医师前往河边散步，结果碰巧看到一个宣传胖女真人秀的标示。为了向这位胖女子与主办人提几个问题，穆尔医师便付了门票参观，结果令他大感意外的是，这名女子与主办人均严格茹素。不仅如此，"这位胖女子对于实行那种（无疑是不正确的）饮食方式，丝毫不引以为荣"，她的发言让穆尔医师深感震惊。在穆尔医师看来，大量而剧烈的运动对减肥也同样无效。不过他依旧建议减肥者规律从事温和的运动，比如奇特的套环游戏。

穆尔医师自认为拥有"易胖的体质"。此外，尽管"丰腴，即脂肪"是人体中的必要成分，大自然有时候却不幸大方过了头，让人长出过多的脂肪。对男性而言，尽管"微胖的体态有助于运动"，却可能带来极大的不便。反观平日运动量较少的女性情况就不同了。以当时审美观来看，"脂肪能让女性变得更美"，但就穆尔医师的观点看来，胖得太过头就无法提升美貌。不过，穆尔医师同时也提出警告，指出"女性由于特别迫切想找出变瘦的秘诀，往往会寻求有害健康的减肥方式，衍生出各种各样的病症。这种纯粹为了外貌赌上健康的行为不但愚昧，也很危险"。

穆尔医师对于肥胖的成因也有些奇特的想法。举例来说，他并不想排除空气对肥胖的影响。他很有自信地写道："空气偶尔会造成脂肪大量堆积。"穆尔医师这种模糊的主张很可能是源自毒气致病的理论，也就是疾病是由于恶劣的空气造成的。他十分肯定，"从观察已得知，雾气偶尔会在短短24小时间使田鹨、山鹬、鹧鸪与许多其他鸟类膨胀起来，胖到难以逃过猎人的子弹"。但鸟类为了避寒鼓起羽毛而变得迟钝的可能性，却似乎不曾让穆尔医师改变想法。此外，穆尔医师也断言，"苦恼、愤怒经常使许多肥胖的昆虫缩小体形"，因为恼怒会使肺部排出比平时更大量的二氧化碳。据他所述，"就以肥大的黄蜂为例，黄蜂的体重是由于从植物中摄食糖蜜而增加。要是将一只大黄蜂置入小纸盒中称重，就会发现黄蜂被监禁而苦恼，还发出嗡嗡声表示愤怒，提高肺部活动量，没多久体内过多的碳就因此分解，而体重也迅速减轻了"。

即使如此，穆尔医师天马行空的想法并未严重影响他对观察与经验的重视程度。除了实用的饮食日记，穆尔医师的著作中收录过去向他寻求减肥协助的患者病例。一位代号"EW"的法官，年纪五十八岁，身高 190 厘米，体重 133 公斤，他"胖得像哈尔王子（Prince Hal）愉快的同伴法尔斯塔夫[1]（Falstaff）"。这种症状称为"Polysarcia Omenti"（亦即造成困扰的腹部突出，大肚腩。另一种肥胖症状称为 Polysarcia Generalis，特征为均匀肥胖的身体四肢）。EW 执行穆尔医师的节食计划，而且反应非常良好。另一位啤酒酿造师则在信中对穆尔医师说，"我块头非常大，身高大概有 188 厘米，体重则是胖到不能再胖了。请直接告诉我该怎么吃才能瘦下来，我会尽最大的努力遵守饮食规范"。

第三个案例则是一位矮小的年轻女性，她"极度肥胖，胖到头几乎都埋在肩膀之中"。她所找过的医师都认为她无药可医，他们一致同意她的心脏已呈现脂肪变性[2]（fatty degeneration）的状态。穆尔医师让这位女性进行他的节食计划，只不过一个月的时间，她便出现"脱胎换骨般的大幅好转"。只不过，"就像许多情况好转的病患，（她）病情一有起色，就把医生的话当成耳边风"。两年后穆尔医师又遇上她来求诊，然而这次她已经中风。"她认为自己已经复原，过去的饮食习惯便故态复萌，大吃面包，又喝波特酒等重发酵酒"。她的情况相当不乐观，恶化得很快，"只好转了几天而已"。穆尔医师最后如此写下：勤勉与良好的自我管理，是减肥成功的不二法门。

尽管穆尔医师深信良好的人格特质有助于减肥，他依旧不排除肥胖是遗传性疾病的可能性，而且"在某些国家特别盛行"。他写道，人类的体重平均是 63.5 公斤左右，但他注意到美国人一般都相当瘦长，爱尔兰和苏格兰的胖子也比英格兰来得少，至于法国人

1　莎士比亚戏剧中的一个虚构角色，是哈尔王子的同伴。
2　一种脂肪在细胞中过度堆积的症状。

与意大利人的饮食中虽然含有大量面包，大多数人却都是瘦子。关于法国人与意大利人吃面包吃不胖这点，穆尔医师坚持说："我们必须谨记，这两种人很容易就会兴奋起来，几乎他们所说的每个字都牵涉到身体的快速运动，因此他们所需要的碳与氢元素肯定非常大量。碳与氢正是脂肪的化学成分，而肺脏、肝脏以及肌肉的活动则会消耗脂肪。我们愉快的邻居一兴奋起来，就仿佛从头到脚都在颤抖。"

穆尔医师认为"脂肪的构造非常奇特"。他通过显微镜看到"由许多独立细胞所组成的"一团谜样物质，"这些细胞拥有自血液中吸取油脂的力量"。直觉告诉他，这些细胞群聚在一起，并"由组织所形成的微小包膜所环绕"。他主张，体形纤细的人，其肝脏"通常非常强壮，能将体内任何多余的脂肪与碳元素从血液中分离出来"。如此一来，也就能回答"这个奇特的问题……为什么只有某些人是胖子？"此外也能解释为何有些人即使食量奇大看起来却依旧很苗条，因为造成肥胖的并不仅是饮食问题，也和遗传因素相关。

1850 年代，欧洲医学界开始接受碳水化合物与脂肪供应碳元素，使碳与氧在肺部结合，制造体热的理论。这个理论是由德国化学家李比希男爵（Justus von Liebig，1803～1873）所提出的。李比希主张，肥胖的成因是摄取过量的碳水化合物与脂肪，即"呼吸类食物"（respiratory foods），体内之所以累积脂肪，是由于碳水化合物与脂肪的"消化量大过于呼吸所需要的碳量"。因此肥胖的治疗方式，就是停止摄取这两种食物，尤其是脂肪，而且要"时时刻刻留意本能的欲望"，也就是减肥者必须挨饿。

为了将众人从"轻率的实验"中拯救出来，沃森·布拉德肖医师（Watson Bradshaw）于 1864 年出版了《论肥胖》（*On Corpulence*）一书。首先，他设计了一套大家耳熟能详的问卷，协助读者客观评判自已是否肥胖、是否需要进行任何减肥计划。布拉德肖医师所提出的问题如下：

你健康吗？

你睡得好吗？

晚餐后你是否会想睡？

你是否能轻松自在地快速行走？

上楼梯时你是否会有心跳加速、加剧的感觉？

轻微的体力活动是否让你感到疲劳？

晚上你会打鼾吗？

你可以自在地弯下腰穿靴子吗？

你是否能轻松自在地以 6.5 公里的时速行走二十分钟？

与你同年纪的人想做的事，你是否都有办法做到？

布拉德肖医师表示，答对所有问题，就能免于"禁绝自律"所带来的诸多痛苦。从问卷中判定自己过胖的人，也有越来越多的节食方式可以选择。如今每个人都听说过身边有人曾以"阿特金斯减肥法"减肥。在 20 世纪 70 年代，其创始人大力推崇"阿特金斯减肥法"是一种"革命性"的减肥方式。但实际上，红极一时的班廷减肥法（Banting System）才是其中一种最早普及社会大众的低碳水化合物减肥法。班廷减肥法在当时可说是人人都狂热奉行的减肥方式。

这种饮食法首度发表于威廉·班廷（William Banting, 1797～1878）1863 年的著作《论肥胖的公开信》（*Letter on Corpulence, Addressed to the Public*）中。当时班廷在一年内瘦了 21 公斤，他的减肥法也因此迅速蹿红，连"班廷"一词在英美都成为节食减肥的同义词（比如"我正在班廷"），还持续沿用到 1920 年代中期。即使在今日的瑞典，这种说法仍旧相当普遍（"Nej, tack, jag bantar"在瑞典语中的意思就是"不用了，谢谢，我在减肥"）。"班廷"的风行程度由以下例子可见一斑：美国新闻记者门肯（H. L. Mencken）曾在著作《美国语言》（*The American Language*）中提及班廷一词；班廷也出现在许多当时的畅销小说里，其中便包括阿加莎·克里斯蒂（Agatha Christie）的惊悚犯罪小说。自维多利亚时代中期开始，市面上出版的减肥信息已多到令人眼花缭乱的地步，有位医师还因此在 1865 年匿名出版《如何增重》（*How to Get Fat*）一书，批评当时到处都有人询问对方"读过班廷了吗？"的现象，并抱怨这句话堪称是"每日妙语"了。

班廷是专门为上流人士服务的伦敦殡葬业者，他甚至曾经替家喻户晓的威灵顿公爵[1]（Duke of Wellington）打造棺木。班廷的住所位于圣詹姆士街，隔几户人家就是酒商百利兄弟公司（Berry Bros. & Rudd）。百利兄弟公司赶上 18 世纪末的热潮，在店内摆设一架可量测体重的大型吊秤（家庭体重机要到 20 世纪初期才出现）。根据百利兄弟公司的称重记录，索尔兹伯里伯爵（Earl of Salisbury）在 1787 年时体重 100 公斤，1798 年则增加到 122 公斤；诗人拜伦在 1806 年时重 88 公斤，到了 1811 年却只剩下 57 公斤。花花公子布鲁梅尔（Beau Brummel）从 1815 年到 1822 年间就在店里称过四十多次体重。班廷成年后体重便持续上升，他曾尝试过许多减肥方式，其中一种是"清淡饮食"，但这种饮食方式却害他体力不振、精神低落，甚至还长出无数小脓疮与两个巨大的痈[2]，使他不得不动手术。尽

1　威灵顿公爵为在滑铁卢之役打败拿破仑一世的英国将领。
2　皮下组织因感染而化脓发炎的症状。

管班廷的体形就今日标准来看绝不算巨大，但多年下来，他仍旧因体重问题住院二十次之多。他试过的减肥方式包括游泳，步行，骑马，吹吹海风，去利名顿（Leamington）、切尔滕纳姆（Cheltenham）与哈罗盖特（Harrogate）等小镇进行温泉水疗，曾经还有一年每周去洗三次的土耳其浴。班廷喝了"好几加仑的碱水药酒"，也试过低卡路里的饥饿减肥法，但最后只瘦了不到 3 公斤，体力更每况愈下。1862 年时，65 岁、身高 165 厘米的班廷体重 92 公斤。他写道："我已经胖到连弯腰系鞋带都没办法，连做一件日常小事都感到异常困难，极端痛苦，这种感觉只有胖子才能了解。我被迫得很缓慢地倒着走下楼梯，如此一来才能避免体重增加对膝盖、脚踝所造成的振动。此外，任何轻微的活动都能让我气喘如牛，这种情况在爬楼梯时特别严重。"

无论如何都想瘦下来的班廷，找到一位知名的皇家外科学院院士威廉·哈维（William Harvey）。哈维是耳鼻喉科医师，当时才刚从巴黎返抵英国。他在巴黎时听过生理学家克劳德·伯纳德（Claude Bernard）医师讲述一种新理论，探讨肝脏与糖尿病之间的关联。根据伯纳德所述，肝脏不仅会分泌胆汁，也会从流经肝脏的血液中制造出一种类似糖的物质——而以高糖多淀粉饮食养肥某些牲畜的方式亦广为人知。哈维开始思考不同食物成分在糖尿病中所扮演的角色，并着手研究脂肪、糖分、淀粉如何对身体产生影响。班廷自告奋勇成为哈维的实验对象，因此哈维便替他设计了一套饮食计划。这套饮食计划成效非常卓著，班廷的体重在圣诞节前就下降到 83 公斤，来年 8 月更瘦到剩下 71 公斤。

班廷自费出版了这本革命性的减肥饮食书。起初他希望将此书交给权威医学期刊《柳叶刀》（Lancet）发行，但顾虑到自己只是个"无名小卒，又没有重量级推荐"，《柳叶刀》的编辑不可能愿意为他出版。他的想法果然没错。尽管班廷将减肥成效全归功于哈维医师，他依然遭人猛烈抨击，批评他无知又不科学。当时攻击班廷的人包括出版《淀粉是天然食物：对反淀粉运动的回应》（*Starch as a Food in Nature, Being a Reply to the Anti-Starch Crusade*）的乔赛亚·奥德菲尔德（Josiah Oldfield），以及后来的《名利场》（*Vanity Fair*）杂志编辑弗朗西斯·克劳宁希尔德（Francis W. Crowninshield）。克劳宁希尔德在 1908 年的《名利场》中讽刺"班廷几乎扬弃了古老的饮食惯例，却允许人服用甲状腺锭与喝柠檬汁减肥"。

后来班廷的减肥书畅销全球，成千上万名心怀感激的读者纷纷写信感谢他，并分享自己成功的减肥经验。有些人一度"胖到不成人形"，还有些人"尚未胖得可笑，但也已经胖到对生活造成困扰的程度"；他们全都靠着班廷减肥法甩掉好几公斤累赘的体重。其中一位严格节食的减肥者来信表示，自己说不上喜欢班廷的减肥法，"但喜不喜欢并不是重点"——这也是数百万减肥者的共同心声。尽管班廷减肥法叮咛减肥者不用减少食量，更不用让自己挨饿，当时的美国医师米切尔（S. Weir Mitchell, 1829～1914）却表示自己曾治疗过一位女病患，"由于太急着以班廷减肥法瘦身而严重病倒"。米切尔在论文《脂肪与血液》（*Fat and Blood*）中详细描述一位 P 女士的病例。四十五岁的 P 女士身高 162 厘米，86 公斤，体形肥胖又有贫血问题，"几年下来都十分虚弱，一走路就开始喘，连快速移动个几步都有困难"。米切尔医师让 P 女士只喝牛奶减肥，结果一连三十天下来，她每天都瘦下 450 克。从第三周起，米切尔医师又在 P 女士的饮食中加入少许肉汤、乳酸铁，并让她练习瑞典体操，做按摩。到了第七周，P 女士的体重已经下降到 66 公斤，整整瘦了 20 公斤之多。

班廷强调，减肥者每天早晨应先喝一杯加有一汤匙碱性中和糖浆的水，早餐时再食用：

140～170 克的牛肉、羊肉、肾脏、烤鱼、培根或冷肉（不可吃猪肉或小牛肉）。

一大杯茶或咖啡（不加糖也不加奶）。

少许饼干，或 28 克的白吐司（通常可搭配一汤匙的烈酒来软化面包）。

总量：固体食物 170 克，饮品 255 克。

午餐：

140～170 克的各种鱼类，但鲑鱼、鲱鱼及鳗鱼除外。可吃任何肉类，但不可吃猪肉或小牛肉。

可吃任何蔬菜，但马铃薯或根类蔬菜除外。

28 克的白吐司。

布丁中不加糖的煮水果。

各种家禽或猎物。

2～3 杯红葡萄酒、雪利酒、马德拉酒。

总量：固体食物 283～340 克，饮品 283 克。

下午茶：

57～85 克的煮水果。

1～2 片瓦克酥（rusk，即将面包低温烘烤而成的饼干）。

一杯茶（不加糖也不加奶）。

总量：固体食物 57～113 克，饮品 255 克。

晚餐：

85～113 克的鱼或肉类，种类比照午餐。

1～2 杯葡萄酒、雪利酒、马德拉酒。

总量：固体食物 113 克，饮品 198 克。

若减肥者需要来一杯睡前酒，则可以喝一大杯的兑水烈酒（琴酒、威士忌，或不加糖的白兰地）或是 1～2 杯的葡萄酒或雪利酒。

班廷减肥法在本质上是一种高蛋白、高脂、低碳水化合物的长期饮食计划。减肥者必须小心避免牛奶、糖、淀粉、啤酒、奶油，不可喝香槟、波特酒，亦不得吃鲑鱼、鲱鱼、鳗鱼、猪肉、小牛肉、马铃薯、防风草、胡萝卜、布丁、甜点等食物。

正如《笨拙》（*Punch*）杂志于 1869 年所言：

要是想变瘦，晚餐少吃点，
戒掉淡啤酒，改喝淡红酒；
对奶油不屑一顾，
并永远不碰没烤到酥脆、还放不够久的面包。

勇敢的班廷先生说："我办到了！"
可惜许多吃太多的英国人，
无法下定决心，
要是不想越长越胖，
避开所有的面包、奶油、糖、牛奶、马铃薯与啤酒。

1958 年写下《吃胖与长瘦》（*Eat Fat and Grow Slim*）的理查德·麦卡尼斯（Richard MacKarness）计算班廷饮食法的热量，结果发现，班廷饮食法的总热量高达"惊人"的 2800 大卡，相较之下，"一般现代低卡减肥饮食，一天中仅允许减肥者进食 1000 大卡"。因此班廷之所以能成功减肥，肯定是卡路里之外的其他原因。他的饮食法中几乎全是由蛋白质、脂肪、酒精与膳食纤维所组成。他本人曾说，他非常有把握"关于饮食分量，减肥者大可放心保持正常食量；因为对减肥而言，真正重要的是饮食的类别"：碳水化合物（淀粉与糖）才是让胖子变胖的食物。

根据纳撒尼尔·戴维斯（Nathaniel Davis）的叙述，典型英国人的生活模式会"助长脂肪堆积，导致运动不便"，一旦"人发觉自己陷入肥胖困境，不能不面对时，减肥的动力却降低了；此外，困难重重的减肥过程，要不是让减肥不可能发生，就是减肥者太痛苦而无法进行"。脂肪会"缓慢潜入体内，并产生莫大的伤害"，因此胖子需要减肥协助，而戴维斯就是他们的救星，他所采取的减肥法则借助于科学之力。戴维斯坚信肥胖是一种疾病，所以他在 1889 年的著作《减肥者饮食：论肥胖与减肥饮食》（*Food for the Fat: A Treatise on Corpulency with Dietary for Its Cure*）中特别强调减肥者必须寻求医师咨询。

随着 19 世纪的医疗进展，将极度肥胖视为疾病症状的看法也越来越普遍。由于胖子基本上都是有钱人，这个趋势也就创造出一个可供剥削的市场。大体说来，肥胖病患就是一群无知的人，他们很有可能让自己服用泻剂或挨饿一小段时间，对身体造成严重伤害，让治疗此伤害变得比疾病更要命。减肥患者也有可能去寻求庸医协助，但这种庸医能帮他们减去的只有银行存款，而非体重。因此戴维斯的结论是，在这种情况下，生命对胖子来说简直就是一种重担。肥胖与"神经的影响"脱不了干系，且看神经紧绷的人少有胖子，"但另一方面，愚笨、迟钝、没受过教育的人或是傻子，通常都是一副胖嘟嘟的样子"。戴维斯并不敢把话说得太满，他举出许多例子说明"肥胖的人……也创造出许多知性成就"。凡是聪明的人，或自诩为聪明的人，都不会希望别人眼中的自己是愚蠢、迟钝的，而戴维斯正是以这种耻辱感作为激将法来鞭策人减肥。他首先对胖子展现同情，再让他们受到羞辱而发愤节食——直到今日，销售减肥食品、减肥饮料与减肥药的业者都还在使用这种有效的技巧。戴维斯建议减肥者购买《减肥者饮食》一书，就能学会如何通过饮食重拾健康，又不用牺牲"餐桌上的乐趣"。

饮食过量，尤其是特定几种食物吃得太多，运动太少，久坐的生活形态，再加上令人堕落的酒类，都使得"肥胖症"更加恶化。根据戴维斯的说法，重拾健康的方法如下：

1. 锻炼肌肉组织，以饮食控制保持结实的身体肌肉线条。

2. 维持血液运行。

3. 调节体液量。

4. 避免脂肪堆积，只能在体内制造脂肪却没有其他用处的食物不能吃太多。

5. 不要挨饿，甚至要多吃些奢侈的料理来满足本能的欲望及人体需求，但用餐时务必要缓慢进食，才不至于伤害身体。

从前述健康指引可看出，肥胖的根本因素与解决方式，早在古希腊时期可能就已为人熟知，大多数师承希腊饮食法的专家也对此耳熟能详。想预防肥胖所引起的疾病，就必须妥善照护消化系统。爱德华·布莱克医师（Edward Blake）在1900年的著作《便秘及相关疾病》（*Constipation and Some Associated Disorders*）中亦实行这种古老的论点。他指出，江湖术士宣称减肥可以不用改变任何饮食或习惯，但只要是聪明人就不会上当。然而，就算是"正牌医师也曾设计出异想天开的减肥方式，很可能还有数千人因此而死"。这些减肥方式的荒谬之处，在于试着以一种不正常的生活方式取代另一种不正常的生活方式，以不足够的营养取代不足够的肌肉活动。要是一个"丰满的人以脂肪取代肌肉……这种人肯定长得不好看——肯定非常胖"；此外，"通常这种人只要离开躺椅，就是准备钻进被窝里！"

布莱克主张，脂肪是饮食中除了水之外最重要的成分，因此突然戒除饮食中的脂肪只会为身体带来极大的危害。对他而言，所谓脂肪就是任何带油的食物。他所抱持的观点与主流看法不尽相同，他完全不认同肥胖的成因是碳水化合物摄取过量，"肥胖完全是由于肌肉运动量不足所造成。运动的人无论吃什么都不会变胖"。每天可在三餐前进行腹部按摩，帮助消化，避免便秘，但按摩疗法也可能走火入魔。相当受欢迎的德国巴登－巴登（Baden-Baden）温泉区就使用一种特别猛烈的按摩方式："医师让双拳尽可能地深深插入患者腹部"，捏住腹部的肉，"双掌抓住大块腹壁，用尽全力挤压，有如要将皮下的脂肪小叶都挤破般用力。按摩的力道之大会使患者皮肤上变得青一块紫一块。这种最痛苦的按摩术往往使病患痛得流泪呻吟！"再来医师会跪在患者腹部上。布莱克说这是一种异常残忍的折磨，因为"胖子只是表面上看起来很健壮，其实他们并没有瘦子结实"。在此地接受温泉治疗的胖子还必须泡20分钟的热水澡，而且是在不同造型的浴池中分别浸泡各个部位，完全没有全身同时浸泡的机会。热水澡的水温起初是37摄氏度，接着会逐渐上升至50摄氏度，整个过程"痛苦万分"。布莱克认为这种治疗方式比肥胖本身更糟糕，他也很清楚，那些一窝蜂前往德国被痛揍一顿的英国病患，"绝对不会容许这种治疗方式在自己的国家发生"。

在这段时间，与饮食、肥胖、减肥相关的各种怪异荒唐的理论变得越来越盛行，甚至到达一种狂热的地步。这些理论有时候完全未经润饰，毫不畏惧触犯读者的纤细情感。许多减肥书籍与减肥手册都是昙花一现、狂热、自白式的著作，表现形式多元，从正经八百、措辞强硬到哲学思辨都有。其中一本可说是雅俗共赏，迎合各个阶级、文化或政治立场的著作，是由罗斯克鲁格（A. M. S. Roskruge）于 1895 年所撰写的《偶蹄：美食家的史诗，一本关于长寿秘诀的哲学教科书》（*The Cloven Hoof: An Epic for Epicures, and a Philosophical Text Book Containing the Secret of Long Life*）。此书宣传时号称是"史上最怪的书"，书中收录了一些恐怖诗篇与哥特式插画、引言、警句。另一本 1883 年的《给胖子的建议：从 127 公斤到 83 公斤的减肥经验谈，含详细饮食与减肥方式等》（*Advice to Stout People: Showing How I Reduced from 20 Stone to 13 Stone with Full Particulars as to Diet, Treatment, Etc.*）的作者并未署名，或许是为了保护个人隐私，但除了对体形感到尴尬外，作者之所以匿名还有其他原因。这位以"D—S—"为名出书的作者还有另一本著作《该上哪吃饭，别上哪借钱：亲身经历及狱中生活：十八个月有期徒刑（暨减刑）》（*Where to Dine and Where Not to Borrow: From Practical Experience, and Prison Life: Eighteen Months' Imprisonment* [*with a Remission*]）。

"D—S—"熟知维多利亚监狱制度的残酷，又抱着讽刺的态度看待生命的荒谬，这些使他对如何减肥提出独到的见解。他表示，他"其实想将肥胖定罪，要求特殊立法，让警察有正当理由逮捕满身赘肉的行人，把他们拖进距离最近的警局，丢上磅秤，一旦体重或三围超过某个标准，就立刻当场打入大牢，甚至连交纳罚金也不允许，如此一来便能将大街上挡路的肥肉统统清除。此外，假使意图自杀视同犯法，肥胖又为什么不算呢？"一开始便语出惊人的"D—S—"接着转而谈论如何通过饮食减肥。明确来说，这套饮食法就是他等候英国女王发落时的监狱伙食，其中每日摄取的固体食物不得超过 900

克，而饮用品则以 1700 毫升为限：

> 上午六点：黑咖啡 285 毫升、全麦面包或饼干 30 克。
> 上午九点：瘦肉 113 克、全麦面包或饼干 85 克、黑咖啡 285 毫升。
> 下午两点：
> 瘦肉 170 克、全麦面包或饼干 85 克、绿色蔬菜 170 克、饮料 285 毫升，但不含啤酒、气泡葡萄酒或苏打水。
> 午餐过后：黑咖啡 285 毫升。
> 下午六点：黑咖啡 285 毫升。
> 晚餐：全麦面包或饼干 57 克、几杯雪利酒或葡萄酒。
> 水果随意。
> 睡前以一茶匙甘草粉兑水喝。

这份恐怖饮食计划中的咖啡含量惊人，每日高达 1140 毫升，因此"D—S—"肯定会感到相当紧张，当然咖啡可同时作为利尿剂、泻剂与兴奋剂。相较之下，蔬菜在"D—S—"眼中的重要性不高，因为他将蔬菜视为"胖子的毒药"，其中又以根类蔬菜为甚，尽管他并未提出明确的理由。他主要的减肥论点在于认为"限制食量与限制食物类别对减肥有同样的重要性"，所以他有可能会以双管齐下的方式同时从食量与食物类别破坏食欲。"D—S—"并未更进一步叙述自己的健康状况，但显然他对于身为胖子深恶痛绝。他对"脂肪"发表长篇大论，又接着说起自己的减肥奋斗史，并感叹"人世间的其他苦难能获取同类怜悯，但肥胖却由于人类的粗俗而始终躲不过沦为笑柄的命运"。三十八年以来，"D—S—"都"深受肥胖之苦"。

"D—S—"写道："在我出生后的第一年内，就不幸罹患了对肉体而言最为恐怖的疾病。这种疾病对身心都造成折磨，而多数人的病况多半都更为严重。这种阴险的疾病总在不知不觉中发生，也不可能自然消退，反而有如最致命的癌症随年纪恶化。"十八岁时的他体重已高达 114 公斤，他的亲身经验让他理解"胖子总想尽办法逃避各种'减肥方式'，说着千篇一律的借口，诸如'不管用什么方法都瘦不下来''我什么减肥方式都试过了''肥胖是我的家族遗传''家父重 120 公斤'等等，过去的我也是这个样子"。对这些人，他只想回答："别废话！"不管他们的父亲重 250 公斤或祖母重 300 公斤他都不在乎。他保证"只要你承诺照着我的指示减肥，保证能看出减肥成效，而且绝对安全"。

《给胖子的建议》中也夹带真实性堪虑的广告，像是封面内页主打"肥胖人士"客户群的葡萄酒广告："五十打来自德国约翰内斯堡（Johannisberg）、1868 年份的纯正美酒……由知名医师团队特别推荐给肥胖人士。这支美酒可抽除脂肪中的水分，并注入精力取而代之。""D—S—"不觉得推荐酒类有什么大不了的，此外他还认为抽烟"有害健康……看来完全是无稽之谈"。他本人抽烟"从早抽到晚，而且他相信节食后可通过抽烟来弥补现在与过去的食量差距。我在美国逍遥的那几年总是'烟不离手'"。（不久后，烟草公司果不其然地开始以惊人手法猛烈宣传香烟抑制食欲的功效。）这本篇幅不长但铿锵有力的减肥手册基调在于自我厌恶、否定、放纵享乐与惩罚性的矫正。书中要求读者严于律己，对饮食绝不能马虎，但不须拒绝烟酒的乐趣。

"D—S—"十五年来试遍各种减肥方式却都不见成效，直到后来他采用自己的减肥法才终于成功。1881 年 11 月 25 日时，他的体重是 126 公斤；到了 1882 年 10 月 1 日，他的腰围少了 46 厘米，体重减轻 48 公斤，剩下 78 公斤。尽管"D—S—"的减肥法没有"从

250 公斤瘦到 90 公斤的澳洲教士做见证……也不像来自布宜诺斯艾利斯的瓜卡度伯爵夫人（Quackador），号称只靠（某不知名秘方）便瘦身成功"，但"D—S—"就是现成的见证人，他还接受肥胖人士的访问，为减肥现身说法。投资一台便宜的磅秤来测量食物与减肥者的体重是不错的做法："每周称重会成为一种乐趣，这种乐趣还会随着体重减轻而递增。"当时的人去看医生都有测量体重的习惯；自 20 世纪开始，家庭体重计也变得越来越普及。"D—S—"根据某保险公司的数据计算出相对于身高的体重平均值作为理想体重参考：身高 152 厘米的人体重应该是 52 公斤，168 厘米的人理想体重为 68 公斤，而 183 厘米的人则是 83 公斤。

19 世纪末兴起的保险业正开始寻找审核投保人的方式。尽管体重是已知的风险指标，保险公司却缺乏统计数据支持肥胖可提高死亡率的论点。1901 年，纽约人寿保险公司（NY Life Insurance Co.）的奥斯卡·罗杰斯博士（Oscar H. Rogers）指出肥胖保户的死亡率高出体重标准的保户，因此 1908 年时，纽约人寿根据保户调查所制定的达布林身高体重标准表（Dublin Standard Table of Heights and Weights）遂成为平均体重的权威参考指针（这份身高体重表的编纂者路易斯·达布林 [Louis Dublin] 实际上是一名动物学家）。这份身高体重标准分析所得的结论是，体重过重在三十五岁之前还有些微优势，但过了三十五岁，肥胖的劣势就变得显而易见。达布林所制定的身高体重标准获得医学界采纳——据说这套标准在 1980年已经成为"人体常态的绝对标准"。保险公司认识到死亡率与体重的关系，进而制作相关统计数据，此举凸显经济在肥胖议题中所扮演的重要角色。

19 世纪后的社会开始以科学方法看待饮食与节食，医学界也分科强化各项专科技能。研究的组织架构越来越成熟；传统观念，一如消化系统的运作，也纷纷受到挑战或得到证实。尽管科学演进挑战刻板的减肥偏方与错误的饮食建议，仍无法完全推翻不正确的观念。陈腐的饮食习惯并未与时俱进，反而还假借科学之名，为荒谬的减肥观念与减肥产品塑造威信。

卡路里与束身衣

第五章

Fats and Feeding

减肥热与厌食症

数百年来，许多人似乎都需要崇拜仿效的对象，一个他们希望成为或至少看起来类似的对象。拜伦、葛丽泰·嘉宝（Greta Garbo）、安吉丽娜·朱莉（Angelina Jolie）之类的名人偶像从来没少过，他们不是追随最新的减肥潮流，就是自行研发并出售减肥配方。尽管有害身心的名流文化是在近期才大举入侵，此类代言承诺很久以来便有大量先例可循。崇拜的反面当然就是遭人看轻。一般人与名人关系之间所存在的扭曲，甚至是强迫性的思维模式，据说可追溯至人类大脑的边缘系统（limbic system）之中。边缘系统是大脑中最古老、也是埋藏于最深处的构造，而食物、性、记忆则是边缘系统中的亲密伙伴。我们不难看出这三种基础元素在大脑察觉大明星时所发挥的交互作用。对于想挤进荧光屏前的人而言，瞥见尚未修图的肥胖大腿或双下巴毕竟仍意味着一种集体谴责。

早期苗条身材的名人代表是维特斯巴赫王朝（Wittelsbach）的伊丽莎白·阿梅莉亚·尤金妮（Elisabeth Amelie Eugeni，1837～1898）。尤金妮为奥匈帝国弗朗茨·约瑟夫一世（Franz Joseph I）的皇后，也是一般人口中的"茜茜公主"（Sisi）。有国色天香美誉的茜茜公主设计出一套极度严苛的瘦身方式，好让她应付公开露面的场合，处理面对陌生人时逐渐增加的恐惧感、羞怯不自在，以及社会大众评头论足的目光。我们很难不拿茜茜公主与戴安娜王妃相提并论。据说茜茜公主极度自恋，不过就她的情况而言，这么说似乎不尽公允。身高170厘米的茜茜公主在当时可说是相当修长，甚至比丈夫还高，但她的体重却只有48公斤。只要她穿上皇太后一再抱怨的紧身束腰，就会更加强调出她那仅仅50厘米（19.5英寸）的惊人细腰。造型师每天都会替她测量腰围，只要腰围大于50厘米她便拒绝进食。

茜茜公主在1854年嫁入奥匈帝国皇室，但打从一开始她便无法接受奥匈帝国的宫廷传统。她在四年内三度怀孕，后来因为拒绝进食而罹患贫血与萎黄病（greensickness），身体虚弱，情绪低落。她为了调养身体服用泻剂，并增加日间运动量，每天骑很久的马，登山健行，练习体操（她旅途中甚至还有移动健身房随行），这一切在她丈夫眼里都是"愚蠢至极"。外交部长对茜茜公主的评语是"对任何食物皆深恶痛绝。她已经什么都不愿意吃了"。为茜茜公主立传的作者科蒂（Egon Caesar Conte Corti）对她在1860年间健康不佳的状况亦有着墨："她病得很重。心理状态对她的身体健康造成严重影响。原本只是轻微贫血和没什么了不起的咳嗽，发生在她身上几乎就成了恶疾。"不过就在茜茜公主逃离丈夫与维也纳后，病情似乎也立刻好转。

茜茜公主每天花三个小时更衣，光是穿束身衣就要花上一个小时。据说她甚至将自己缝死在衣服中。她的早餐分量极少，晚餐也只喝清淡的肉汤，她最爱的食物是柳橙与每天一杯牛奶（她在欧洲旅行时还会带着乳牛同行）。这种粗糙的饮食与户外活动使皱纹与风霜爬上她的肌肤，而她的反应则是上健身房做更多的吊环、哑铃、举重练习。她的一举一动在 1860 年代相当引人注目，报纸上也能看到关于她的夸大报道。1891 年，茜茜公主五十四岁时，她的希腊文教师克里斯托马罗（Constantin Christomanos）在日记中写下："今早皇后殿下召我至交谊厅，交谊厅与寝室间的门敞开着，韵律绳、单杠、体操环等都已经就位了。我看到她时，她正拉着吊环起身。她身穿一件长摆黑色丝质洋装，裙摆滚边上还绣着华丽的黑色鸵鸟羽毛。我从未看过她气势如此逼人，仿佛是一种介于蛇与鸟之间的生物。"茜茜公主经御医诊断出厌食症的迹象，但没多久她就在日内瓦遭无政府主义者卢切尼（Luigi Lucheni）刺杀。卢切尼原本计划行刺的对象是奥尔良公爵（Duke of Orleans），后来却因为茜茜公主是当时距离最近的皇家成员而转移目标。每当卢切尼被质询到犯案动机时，他总是回答道："只有劳工才配吃饭。"这句话用在茜茜公主身上极尽讽刺。

19 世纪时，大西洋两岸都对中世纪天主教徒"锡耶纳的凯瑟琳"（Catherine of Siena）之类的人物产生浓厚兴趣。当时的人崇拜锡耶纳的凯瑟琳坚定的意志力与绝食行为，而她的作为也和让青春期少女身陷危险的自恋有所关联。英国的原型女性主义者（proto-feminist）约瑟芬·巴特勒（Josephine Butler）于 1879 年出版锡耶纳的凯瑟琳的传记，美国韦尔斯利学院（Wellesley College）的英国文学教授维达·史卡德（Vida Scudder）则在 1895 年出版锡耶纳的凯瑟琳的书信。据估计，现今每千人就有四人罹患厌食症。厌食症是由 19 世纪维多利亚女王的御医威廉·高尔（William Gull）爵士所定名。医学期刊《柳叶刀》在 1895 年报道了一位布里斯托女学童饿死的案例。

这名女童不得离开医院病床，四肢与躯干被棉花裹住以提高体温并限制行动。医院每四小时就喂她一次糊状食物，拒绝让她的家人前来探病，她的母亲甚至被强制驱离。女孩终究还是过世了，死时只有 22 公斤。在英语医学界中，该案例是死于厌食症这种现代疾病的首例，不过当时的医学界仍对厌食症的症状摸不着头脑。《英国医学期刊》（*British Medical Journal*）开始刊登类似病例，《惊人的威尔士断食少女》（*Amazing Fasting Welsh Girls*）即为其中一例。1889 年《波士顿环球报》（*Boston Globe*）的一篇报道引起大众媒体对厌食症的关切。这篇报道名为《谁拿走冷掉的马铃薯？玛丽·沃克医师说那个断食女孩咬了一口甜甜圈》（*Who Took the Cold Potato? Dr Mary Walker Says the Fasting Girl Bit a Doughnut*）。报道中描述一位名为约瑟芬·贝达德（Josephine Bedard）的女孩，以及据说她暗中进食而被医师发现的故事。

医学权威作为社会批判的媒介，对今日的我们而言一点也不陌生，从报纸、电视以至网络都随处可见。1871 年时，丹尼尔·布林顿（Daniel G. Brinton）与乔治·纳菲斯（George H. Napheys）两位医师共同出版著作《体形与健康原则之关联》（*The Laws of Health in Relation to the Human Form*）。两位医师在书中提出许多似是而非的不实指示："介于肥胖与瘦削的正中间的体重很难达到，想维持不变更是难上加难。因此就美学的角度而言，这个议题会引起高度关切绝对是合情合理。"这种身体法西斯主义对女性无疑总是最刻薄，因为"现在的女人还等不及变老就失去美貌了"。是故，女性若不为外貌费尽心思，就得面对看在别人眼里毫无吸引力的悲哀。

1890 年代，大多数美国女性都翘首盼望莎拉·泰森·罗勒（Sarah Tyson Rorer，1849～1937）女士所提供的减肥建议。罗勒女士相信，"肥胖将成为最令人反感的疾病，也应该视为疾病来治疗"。罗勒女士是位著作等身的饮食作家与记者，出版过五十四本食谱，也在《妇女家庭杂志》（*Ladies' Home Journal*）经营料理专栏，但她本身绝非医师。即便如此，她依旧认为一种疾病只要让她看过，她就懂得怎么医，而肥胖正符合这个条件——因为"肥胖肯定是一种疾病，这种病会鬼鬼祟祟地缓慢浮现，慢到在当事人发觉自己的真正处境前，就已经与制造出肥胖的生活形态紧密结合……整副身体将负荷过重，关节肿胀，行动缓慢，心智也迟钝了下来"。减肥者必须抑制食量，回避酒精饮料，至于马铃薯、米饭、面包、甜食与大多数的高脂食品也碰不得。罗勒女士采取的方式也就是所谓的食疗，食疗由来已久，但仍有其令人恐惧与焦虑的一面。肥胖的下场不仅是断送一条性命，临死前还会变得既丑陋又面目可憎。

其他医师认为胖子"多少有点滑稽"，而且所有的胖子都"值得同情"。1892 年，杰弗逊医学院（Jefferson Medical College）的德卡姆（F. Dercum）医师则发现了"痛性肥胖症"（adiposis dolorosa，亦称为德卡姆氏病）这种"悲惨或疼痛的肥胖症状"。在接下来的六十年间，医学教科书中都能找到这种疾病的踪迹。痛性肥胖症据说好发于中年女性，虽然她们并没有食欲过剩的倾向，却会感到极度疼痛疲倦——今日的中年女性对此或许有不同看法。会被肥胖找上的当然不只是年纪较大的女性。1905 年，埃玛·沃克（Emma E. Walker）医师在《妇女家庭杂志》的"美少女指南"（Pretty Girl Papers）单元中写道："整体而言，过瘦比过胖好，因为脂肪过多的身体可能会严重受损。过多的脂肪使人肥胖笨拙，最后还会演变为'肥胖脚步'——亦即一般人再眼熟不过的蹒跚步伐——我拜托大家千万别胖到这种地步！"

不过，在特定情况下，合理范围内的丰腴还是可能蔚为风潮并成为性感象征。自中世纪以降，丰满圆润的"生育力形象"始终是许多人梦寐以求的体形。我们可从 17 世纪画家鲁本斯（Rubens）、伦勃朗（Rembrandt）与 19 世纪雷诺瓦（Renoir）的绘画中略窥一二。以马奈（Manet）为例，其画作《奥林匹亚》（*Olympia*，1863）中所采用的模特儿，就曾因不够丰腴缺乏吸引力而遭到强烈批评。诱人的丰盈与多余的肥肉间有着明显的区别。社会上对外表、行为与道德原则的批判——特别在针对女性时——向来丝毫不留情面；19 世纪后这个现象更是变本加厉。自助书籍约莫也在此时问世，但以羞辱激励人心的手段始终不曾过时。

19 世纪时，肥胖在秀场上的吸睛魅力在各方面都是门大好生意。当时的大胖子和今日没两样，总被人放在文化放大镜之下审视。用按摩敲击的方式让脂肪从身体组织中脱离，是 19 世纪末相当受欢迎的减肥方式（后来这个方式也又时不时地恢复热潮）。乔治·伯韦尔（George Burwell）于 1892 年完成了他的减肥带"波士顿好曲线"（Boston Bon-Contour）。这项装置是将 100～150 个带电磁盘缝在几段丹宁、丝缎与上过药的绒布之中。1898 年，伦敦的"海军上将"肥皂集团发放一本称为"科学说明书"的手册。这本标题为"局部肥胖新疗程"（*The Treatment of Local Obesity by a New Process*）的手册旨在介绍一种药皂，能减少臀部、腹部、下巴的脂肪组织，对女性尤其有效。手册中警告读者这些脂肪组织已接近病变状态，可能会侵袭内脏，特别是心脏与肾脏，手册还宣称消费者只要在四肢上摩擦肥皂，两周后就能看到显著的瘦身成效。此手册更保证，该药皂只要在大腿上持续使用一个月，就能让大腿瘦下好几厘米。这项药皂疗程并不建议消费者突然改变饮食方式，实际上没有任何流行减肥法会这么建议，因为轻松减肥是这些减肥法的最大卖点。

论及流行风潮，根据《柳叶刀》的说法，"当时的医学偶像"是弗莱彻（Horace Fletcher，1849～1919）。"伟大的咀嚼者"弗莱彻以其美式企业家作风，自创全新减肥方式，成效卓著，还成为时下的流行消遣。这种所谓的"弗莱彻主义"提倡非常大量的咀嚼：每一口食物都要咀嚼到变成液体，滋味全失为止，如此一来便可免除食物在肠胃中腐烂分解的风险，口里剩下的物质则由于不值得吞下而全数吐掉。弗莱彻咀嚼法每一口食物都至少要嚼上一百次，不过吃红葱头时则需多费点劲，大概得嚼到七百次。弗莱彻认为营养良好是健康的基础，身体生病虚弱全要怪嘴巴把分内的事给搞砸了。套句弗莱彻眉飞色舞所说的话，口腔就是所谓"3 英寸大的个人责任"。肠胃对人体非常重要，只要好好咀嚼，就能减少排便量及排便频率。弗莱彻对于自己两周才需要排便一次相当沾沾自喜，所排出的粪便重量也只在 57~133 克。他还相当得意地表示，自己的粪便"还不及烂泥恶心"，而且"散发出的气味也不如一块热饼干明显"。弗莱彻甚至还随身携带一份粪便样本好证实自己所言不假。四十岁时弗莱彻体重 98 公斤，还被人寿保险拒保，但等到他五十多岁时，他却能像年纪只有一半的年轻人那样运动，还有位营养学家将他形容为"生理学之谜"。

弗莱彻的饮食无异于一般爱德华时期中产阶级的饮食，但分量较少，因为用力长时间咀嚼下来相当费劲，这种吃法也几乎不可能让他吃下同样的分量。另外，基于相同因素，肉类与纤维很多的蔬菜他也吃得很少。葡萄酒虽然可以碰，但只能在口中漱过，不得喝下。弗莱彻不太重视早餐，他的早餐只有一片吐司、一口水果。奇怪的是，他对谷片情有独钟，一天要吃上好几碗，吃的时候还要加全脂牛奶与大量的糖，不过他并未提及自己食用的时间。此外弗莱彻还很爱吃糖果蛋糕，喝加糖的咖啡。根据弗莱彻的说法，只要能把食物咀嚼透彻，想吃什么都行。

要是这些事迹听起来不太寻常，弗莱彻的人生也是如此。1864

年时他曾搭乘捕鲸船出海，才十五岁时就与一群中国海盗一同航行，为日军训练狙击手，经营新奥尔良的一家歌剧公司，最后则在旧金山靠着生产印刷墨水与进口日本艺术致富，至于他的减肥灵感，则又是更后来的事了。弗莱彻的减肥法受到英美两地的医学界重视，旗下亦有许多门徒，像是实业家洛克菲勒（John D. Rockefeller），以及作家弗兰兹·卡夫卡（Franz Kafka）与亨利·詹姆斯（Henry James）。亨利·詹姆斯率先将弗莱彻奉为"神圣的弗莱彻"（the divine Fletcher），但是专注于咀嚼五年下来，弗莱彻却对食物产生"作呕般的厌恶"。据说英国的社会名流会举行咀嚼派对，并以码表互相计时，确保每一口食物都会足足嚼上五分钟。

英国医学会（British Medical Association）深入探讨这股咀嚼热潮。剑桥大学的麦克·福斯特（Michael Foster）教授亲身体验咀嚼减肥法，发现咀嚼法能迅速降低食欲。跟从弗莱彻的信众对食物变得越来越挑剔，他们选择简单不调味的食物，吃得更少就能达到饱足感，也明显感觉到安适感与体力增加。耶鲁大学的生理学教授罗素·奇藤登（Russell H. Chittenden）亦对弗莱彻的理论进行研究。奇藤登本身曾在1903年节食减肥，从64公斤瘦到57公斤。他认为，对一般的成年男子而言，每天摄取57克蛋白质应该就绰绰有余了。弗莱彻更进而大胆建议美国社会与军方采用自己的饮食系统。布尔战争（Boer War）时，他提议南非的英国陆军尝试这套超级咀嚼术，以减少三分之二的粮食消耗，可想而知，在政治与外交考虑下，他的建言并未得到采纳。然而，就在美国与法国陆军试过咀嚼饮食法后，英国皇家陆军医疗部队（Royal Army Medical Corps）亦于1910年对咀嚼法进行试验，但他们却发现配粮减少后可提供的热量远少于部队所需的热量，而且所有军人的体重均减轻了。在美国，弗莱彻让芝加哥一项游民疾病防治计划借用他的姓氏，他还在纽约一处贫民区经营幼儿园（Kindergarten of Vital Economics），学校中除了三 R[1]，还教导学童咀嚼（Munching）、礼貌（Manners）、音乐（Music）的三 M 概念。弗莱彻的所作所为呼应古典观念中负责的公民行为。在古代，个人饮食习惯可对涉及层面更广的公共道德造成影响。

许多畅销作家，一如克拉克斯顿（George Craston），也采用咀嚼饮食法；他们相信食物的种类或食量并非减肥关键。克拉克斯顿写道，人不应像"大蟒蛇"般吞噬食物。其 1896 年的著作《美貌与美貌的塑造，不须彩妆修容：让人人都美丽的方式》（*Pretty Faces and How They Are Made, Without Paint, Rouges, Cosmetics, or Any Artificial Means: How Everybody Can Be Pretty*）是一本主打女性读者群的饮食美容书籍，读起来令人特别不愉快。这本书从克拉克斯顿擅用假想的自然法则后便开始不对劲。他说美丽健康的身体取决于生活模式，"许多爱吃垃圾食物、爱吃甜食的人会大啖太妃糖、果酱、蛋糕、冰淇淋、恶心的洋芋片、炸鱼、坚果与其他难以消化的物质，这种饮食习惯对他们的身心健康造成莫大的伤害"。读到这里还没什么问题。克拉克斯顿接着说："国家健康掌握在女性手上，不是政治人物，不是神职人员，也不是医师。女性的家庭生活是一切的关键!!!"攻击就此展开：不会煮饭或厨艺很差的女人十分可恨，全都该浸水溺死。克拉克斯顿写道："假如有张单程车票能将这些女人送上天堂，对世界或对她们的家庭都是好事一桩。"

女性不仅必须为人类的病痛负责，她们荒唐的虚荣心还会危及下一代的健康："许多风俗、流行、习惯都不合乎自然"，而对克拉克斯顿而言，其中最劣等的莫过于束身衣，"束身衣穿到后来会让女人的

---

1 三 R 即三种基础教育的学习目标：阅读（reading）、写作（writing）、算术（arithmetic）。

上下半身仿佛两座相连的半岛，从外观看就像只巨大的昆虫"。克拉克斯顿愤怒地表示，所有穿束身衣的女人都不配当母亲，因为"她们狠心让尚未出世的孩子残废变形，还穿上比马戏团软骨功更折磨人的束身衣，毁掉自己的健康"。克拉克斯顿想对这些无情、神经质、情绪化及长期为消化不良所苦的女性说，健康与美貌需要"所有器官的规律活动，而器官活动需要充足的空间，绝不可让心脏、肺脏、胃等内脏受到挤压。身体必须有足够的空间，血液才能顺畅流动，如此一来就会有'纯血！纯血！！纯血！！！'"

在这段时期，民族国家的出现成为政治与社会上的重大议题。新兴的优生学运动重点就是在于血统的好坏，"改良"英国人民的品种，而健康、卫生、美貌也都是优生学观念下的产物。克拉克斯顿说，服用泻剂会对身体造成无法逆转的损坏，残害体内系统，引发癌症，耗尽体力。减肥药或偏方没有任何好处。克拉克斯顿还对读者说，"把减肥药丢给狗吃！把减肥药丢给狗吃！！把减肥药丢给狗吃！！！不然就丢进水槽里……这种恶心的东西最好永远不要买！……你的病痛就是减肥药的药效！药效！！药效！！！"克拉克斯顿的养生健康法则包括细嚼慢咽，穿着绒质贴身衣物，睡足八小时，戒掉茶、咖啡、油脂，并改吃手工全麦面包与大量蔬果。

除了克拉克斯顿，其他如詹姆斯·格罗斯（James Gross）等畅销作家，则毫不客气地一致同意美国人只知道大吃大喝，对美食一窍不通。"美国人只会吞，不会吃。他们就像大蟒蛇，什么都狼吞虎咽，不管是毯子或兔子对他们来说都没两样……就算连我们娇弱的美国女子上餐厅吃饭，也是永无止境地一盘接着一盘，那副贪婪的模样教外国人看到都给吓坏了。"一顿饭就算只吃3～4分钟也不用太惊讶。餐桌上没有人交谈，用餐的人忙着把食物迅速吞下肚，他们通常非常严肃、全神贯注、一语不发。

另一位评论家则表示，女性的体形都隐藏在连身裙的荷叶边下，"你永远搞不清楚身边的女性朋友是肥是瘦"。《哈勃周刊》（*Harper's Weekly*）则建议："这种装扮虽有其美妙之处，但却使得身材看来大同小异，实在是没道理！一个女孩可能瘦得像根竹竿似的，却会让人误以为她身材曼妙。"南北战争发生前不久才拜访美国的苏格兰牧师麦克雷（David Macrae）曾说："我觉得美国女孩总担心自己太瘦。她们时不时称体重，每增加个几十克，就能高兴得大呼小叫……每个女孩都对自己的体重了若指掌，随时挂在嘴边。体重这个话题似乎受到众人关切。"此外，乔治·比尔德（George Beard）医师在 1871 年的著作《饮食》（*Eating and Drinking*）中，则将此种饮食现象归咎于文明人所信奉的卡尔文教派教义。比尔德医师猜测，他们之所以吃得少，是被"饱足即罪恶"的传统观念所影响。在这段时期，不少美国杂志的个人广告栏，如《水疗杂志》（*Water-Cure Journal*），均刊登男性寻找"一位中等身材，发育良好，亭亭玉立的丰腴女性（不是肥胖，而是丰满圆润——我不欣赏皮包骨）"的征婚广告。

现代文明的运作是 1908 年《减肥热与厌食症》（*Fads and Feeding*）一书的理论核心。此书作者斯坦福·里德（C. Stanford Read）相信，现代文明带来许多不良因素，其中最不良的就是"热潮"的兴起。他写道，医学发展日新月异，但大多数医师裹足不前的领域，却免不了让许多没有科学背景、资格不符的人乘虚而入，为众人提供减肥信息。这些"潮流推手"鼓吹无谓而可能走火入魔的自我反省"直到病态的程度"，伤害好骗的消费者。里德认为现代生活的折磨耗损使人再也无法相信直觉。这些现代人"体内充斥着扭曲的本能与渴望……完全违背自然"。假使人人都盲从自己的本能，生活就会在试图满足私欲的过程中迅速陷入一团混乱。里德就如同许多前人一样，一想到世界将由本能主宰，就不寒而栗；他们恐惧地意识到："无论再怎么极力辩驳，社会中就是有一大群人只为了吃而活着，不是为了活着才吃。"

为了导正社会大众的观念，里德提出一套"饮食常识"。他指出，饮食种类并不是重点，重点在于食量及食用的方式。废弃组织的建造与修复需要食物，食物亦供应工作所需的能量。所谓的理想饮食，就是以最少食量完成前述进食目标的饮食。饮食过量有害人体，特别是在人疏于留意这层因果关系时，过量的食物就会在体内日积月累。平时不用刻意避开某些食物，但早餐必须吃得少，晚餐则要吃得丰盛（几乎与今日的普遍认知相反）。合适的营养需求也不必靠着"随身携带一具天平"才能满足。此外里德同时还认为，"姑且不论女性体形较小，生活方式通常也比较静态"，女性所需的营养少于男性是有科学解释的，至于某些最胖的女性来自富裕阶层，里德也丝毫不感讶异。他引述精神科医师哈克·图克（Hack Tuke）论述身心关联性的著作，图克医师主张心理活动中有 36% 的理性成分，56% 的情绪，以及 8% 的意志力；而人类，特别是女性，则必须特别注意，"不可让胃与心智同时处于活跃的状态下"。

假使简化饮食内容，就能排除想大吃一顿的强烈诱惑。里德认为，饮食过量很可能与饮酒过量同样危险。《脂肪与血液》的作者米切尔是一位极具影响力的美国精神科医师，包括他在内的许多人皆同意，酗酒会"导致某些人体内的脂肪组织大幅增加。大家对酒鬼的印象就是喝得酩酊大醉，胖到有病，看起来有碍观瞻"。另一方面，吗啡特别容易使女性上瘾，一旦吗啡上瘾，就很可能因为成天躺在床上而胖起来。米切尔认为饮食过量、怠惰、缺乏运动的现象太过普遍，他推荐减肥者实行牛奶饮食法（极度肥胖的人必须饮用脱脂牛奶）。为了补足只喝牛奶所流失的体力，减肥者的体重一旦下降，便可开始食用蛋白质类食物，像是牛肉、羊肉、牡蛎。饮食过量绝对没有好下场："人不该随着年纪胖起来，会胖起来几乎都是自己的问题。"

皮肤下的脂肪尽管会造成行动迟缓不便，严重性却不如体内的脂肪，因为体内脂肪"会堵塞本该顺利运转的生命之轮"。根据米切尔的说法，头痛、过敏、忧郁、睡意、疲倦、早衰、愤怒等许多神经干扰，就是体内脂肪累积这种慢性中毒的结果。饮食与个性间有种与生俱来的关联："无论在道德、理智或生理上，避免贪食与简单饮食始终代表普世最美好的特质。"不过，里德则容许一种例外。他相信某些人的肥胖是一种"体质缺陷"，在这种情况下，不管何种减肥疗法都无法见效。但对于普通的胖子而言，只要努力控制饮食便能成功减肥。

胖子必须忽视大众传媒上的危险广告。这类广告往往大力吹捧最新的减肥配方，号称"完全不必调整饮食，就能打造惊人瘦身效果"。里德认为，轻松减肥不费力的荒谬概念让这些"好骗的群众"趋之若鹜。减肥者必须运用常识：饮食不良或运动不足的后果是无法抵消的，"即便是运动后大量排汗也无法抵消"。里德写道，理想体重绝非是短短数周或几个月便可达到的目标——减肥者需要一套能奉行一辈子的生活方式。世界上也没有一体适用的标准减肥饮食。每个人都要将个人因素纳入考虑，遗传因素便是一例。至于医师则不能只是对症下药，还必须针对病患特质提供治疗。减肥者还必须培养严格的自制力，才能以理性的态度来面对饮食、心智运动与身体运动。

减少过剩的脂肪堆积与防止脂肪再度堆积，是里德节食法的两大目标：第一个目标在他看来相当容易，但第二个目标却会因为减肥者缺乏耐心毅力而变得困难重重。减肥者必须在早餐前半小时喝下一杯热水或冷水。早餐内容为28～56克不涂奶油的吐司，少许肉类——一片肉排、火腿或牛舌，加脱脂牛奶但不加糖的茶或咖啡1～2小杯（不过可添加代糖）。若有必要，早餐至午餐间可喝一小碗汤。午餐则包含一小片冷肉、一小份奥姆雷蛋卷或水煮蛋,配上绿色蔬菜,一小片面包或吐司与一抹奶油,还有一杯加等量开水稀释过的淡酒。下午可以喝一杯加脱脂牛奶但不加糖的茶,一片瓦克酥或不加糖的饼干。晚餐时减肥者可以食用烤鱼或烧鱼,但不可淋上油腻的酱汁。除了鱼类,晚餐亦可食用牡蛎、一小片脂肪很少的烤肉;晚餐不可食马铃薯,但可食绿色蔬菜,至于点心则可食用不加糖的炖水果。

减肥者也可以喝一两杯加水稀释的淡红酒,但不可喝威士忌、白兰地或其他烈酒。鹅肉、猪肉、鲑鱼、鳗鱼与鲭鱼太过油腻,必须忌口。偶尔吃一些马铃薯或面包还可以接受,但不可吃水果干、浓汤、糕点或酱汁。每日可饮用的液体不可超过 850 毫升,但基本上酒类是能避就避。气候与季节也会影响饮食摄取,住在海边空气好,又能运动,最有利于减肥。

减肥者必须尽力让自己保持清醒,远离"在非专业媒体中自吹自擂的减肥权威,既不科学又毫无逻辑可言,不过是盲目宣传某种特定食物或减肥饮食的功效"。流行减肥专家与其减肥诉求只要越极端,就会有越多"信徒加入其减肥阵营:或许是出自于喜新厌旧,也或许是为了想成为狂热团体中的选民,有越来越多的人至少一度对眼前新奇的无效节食法深信不疑"。根据里德的说法,某些减肥专家可能真心想助人减肥,但大多数减肥专家皆晓得,这种身份所带来的"名利双收"才是他们的真正目的,而他们功成名就的代价就是让好骗的客户掏出钱包,赔上健康。

就以 20 世纪初自美国引进的索尔兹伯里(Salisbury)减肥法为例,《减肥与享瘦》(*What Must I Do to Get Well? And How Can I Keep So?*)一书曾介绍过这套减肥法。索尔兹伯里减肥法限制减肥者在一段时期内只能食用大量蛋白质,这个方式是班廷减肥法的后继者,也是现代阿特金斯减肥法的前身:限制面包、蔬菜、牛奶的摄取,主张日常所需的碳水化合物可由减肥者体内所供给——"减肥者会消耗自己体内的脂肪"。对里德而言，把极圈地区的高脂饮食带到美国、欧洲都会区，就有如自找麻烦。采用索尔兹伯里减肥法的人，一连两周只能吃后腿肉牛排、鳕鱼和热水——每日至多可吃牛排 1.4 公斤、鳕鱼 450 克，并缓缓啜饮 2800 毫升的热开水。两周过后，减肥者可以开始逐渐减少饮水量，并食用不同种类的肉。这套减肥法一般公认执行起来极度困难，但想当然的，套句业务员的销售话语："已经证实具有神奇效果。"索尔兹伯里减肥法号称对吃太多变胖的人最为有效，但却招来严厉的批判。包括里德在内的反对者认为，这种减肥法可能会对肾脏造成伤害。过去著名的班廷减肥法也曾遭受类似的批评。批判人士警告胖子不应逃避自然法则。事情做过了头虽然会收到大自然的提醒信息，却绝不可能得到大自然的饶恕。

在那个时期，荷尔蒙理论亦可说是一门显学。欧美国家在 1890 年代对这些"新"物质做过许多早期实验，20 世纪初期的爱德华·沙比－谢佛（Edward Sharpey-Schafer, 1850～1935）则为内分泌学奠定了生理学基础。尽管某些人认为荷尔蒙理论疑点重重，不可靠的实验结果亦使医师认为荷尔蒙疗法有其潜在危险性，媒体及社会大众依旧雀跃地将荷尔蒙视为振奋人心的医学突破。当时的人认为身体的诸多奥秘皆与荷尔蒙及腺体相关，其中又以肥胖与甲状腺关系特别密切。节食还是瘦不下来的人就可能属于肥胖体质，成因是体内调节系统缺陷而导致甲状腺素缺乏。1813 年之前被分离出来而定名的碘元素起先用于治疗甲状腺疾病，如今却成为肥胖救星。某些大力宣传的热门专利减肥药的神秘配方中皆含有碘，这类药物包括艾伦减肥药（Allan's Anti-Fat）、凯洛格安全消脂素（Frank J. Kellogg's Safe Fat Reducer）、戴伯莎医师（Bertha C. Day）的伟恩堡（Fort Wayne）减肥处方、减肥药"马魔拉"（Marmola）、纽曼的肥胖救星（Newman's

Obesity Cure）、奇切斯特纤体素（Chichester's Corpus Lean）、蓝哥减肥药（Rengo）、戈登医师轻盈减肥药（Dr Gordon's Elegant Pills）、Corpulin、Elimiton、Phy-th-rin、San-Gri-Na、特耐灵减肥药（Trilene）等等。前述所有药物的成分中皆含有墨角藻（褐藻类的一种）、甲状腺萃取物、吐根（一种草本催吐剂）、樟脑（食欲抑制剂）、醋酸钾（利尿剂）或洋地黄（兴奋剂）。

1920年代，医学界将市面上对女性饮食习惯的警告视为美国进步时期预防医学计划的一环："不明智而狂热"的节食与"瘦身癖"成为新的健康威胁，医师也开始对他们认为是伪科学的减肥方式展开攻势——像是柠檬汁、牛奶、香蕉、特制面包、海藻等减肥餐，以及专利减肥药、沐浴粉、沐浴泥、瘦身盐等瘦身产品。

巴克斯特（W. W. Baxter）医师发明一种称为Phytoline的减肥药，号称可将脂肪组织升级为肌肉，他曾见证过这种减肥药在肥胖的候鸟身上发挥效用。由Hattie Beal & Co.公司所生产的减肥药Slenderine与附带的减肥计划，在打出口号"马上成为身体的主人，掌握体重一劳永逸"之后，每天都收到超过两百封消费者来信。这类减肥药品的广告海报遍布全美，从东岸直到西岸，但却完全无法由品名看出实际成分：某些减肥药中含有可加速新陈代谢的砷，再与番木鳖碱、咖啡因、商陆（一种植物，常用作催吐剂与泻剂）混合。其他减肥药的成分如下：Berledets为硼酸、玉米粉与乳糖，Human Ease中含有碳酸氢钠与猪油（！），登斯穆尔瘦身药（Densmore's Corpulency Cure）其实是黄樟茶，至于露西儿·金博尔的沐浴粉（Lucile Kimball's Power）则是红椒、薄荷醇、苦精、芦荟、肥皂与小苏打粉的混合物。

露西儿借由博取认同感来推销减肥产品。1914年时她说："凡是你试过的减肥方式我都试过。我运动，在地上打滚，减少食量，不吃

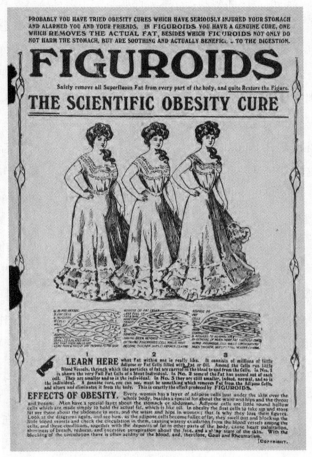

图 5：流行减肥餐、奇特减肥道具、捶击式按摩、减肥药丸、药粉、瘦身霜、束身衣，都保证能安全快速地打造窈窕身材——但减肥者也必须付出代价。许多减肥药物中含有大量通便剂与泻剂，还有番木鳖碱、猪油、工业用苏打粉、人工合成激素等各种物质，不仅十分昂贵，有时还相当危险。大多数减肥方式是完全无害的，但无害也代表着无效。"减肥风气提倡者"利用广大群众的不安全感及恐惧，使减肥产业成为今日的大怪兽

糖、脂肪、淀粉，穿紧身衣，也试过电疗、按摩、整骨、震动甩肉、热水澡、蒸汽浴、减肥药丸、胶囊、减肥茶——但是这些方式让我复胖的速度，就和减肥一样快。"露西儿将她的骗人花招包装成粉红色、棕色药丸以及沐浴粉出售。许多医师支持控制体重，但"瘦竹竿"体形在第一次世界大战战后到1920年代越来越受欢迎，这一现象也让他们感到忧心忡忡。

1908年2月号的画刊《温莎杂志》（*Windsor Magazine*）上刊登了发泡锭减肥药Figuroids的广告，广告中呈现一名减肥前后的年轻女子。这则广告诋毁其他的减肥产品："或许你从前试过很伤胃的减肥方式，让你和你的朋友对减肥产品提心吊胆"，但Figuroids是一种"真正的解药"，可完全移除"实际的脂肪组织"。每位女性"在表皮下有一层脂肪细胞遍布全身，其中又以腰部、臀部、咽喉、胸部的脂肪含量特别多"。至于男性的腹部有额外一层脂肪，让男性失去年轻体态的就是这层脂肪。广告中以图片显示"脂肪在体内的真面目"，保证能掀起反感与自我厌恶。广告中要求消费者看清楚图示中的脂肪细胞是如何入侵人体，撑大血管，造成堵塞，引发心悸、呼吸紧促、脸色泛红、脸部大量冒汗、皮肤发亮等症状。要是有种药丸能阻止脂肪像瘟疫一样随血液进出细胞，散布全身，任谁都会想要吧！

就在英国女性大吃Figuroids的同时，美国女性则是赶在早餐前穿上宽松的衣服，在地面上打滚二十回，夜间喝完柠檬汁后再滚二十回，就连男性也没错过这股热潮。到了法国，人人争相涌入贝贡尼（Jean Alban Bergonie）医师的诊所，坐在坐垫与靠背安装电极的躺椅上接受减肥治疗。减肥病患坐在躺椅上，大腿、腹部、手臂上覆盖着连接电极的湿毛巾，双腿下方也垫有同样的湿毛巾，再以橡胶环及沙袋固定住身体。接着贝贡尼医师便以50毫安的电流将整架装置通电，使病患的肌肉每分钟收缩100次。尽管病患身上已经压了40公斤的沙袋，50毫安的电量仍然足以使身体弹起。贝贡尼医师宣称，电疗一小时就相当于穿着厚毛衣跑上16公里，而且治疗全程"都是不自主的活动，也几乎不会有任何感觉，整个过程患者都在沉思或专心阅读中度过"。

1914年全美第一家瘦身中心在芝加哥开幕，中心内配备有加德纳瘦身仪（Gardner Reducing Machines）专门服务男性顾客，将顾客包围在两组可调整的滚筒中进行挤压。欲使用瘦身仪的女性，则可前往圣地亚哥的泰勒（W. F. Taylor）束身衣专卖店与路易维尔的布什疗养院（Bush Sanatorium）。某些减肥仪的特色是配备回火钢材质的螺旋弹簧电子滚筒操作环，以及安装于滚珠轴承上的滚筒，每分钟可上下挤压身体八十次。偶尔会有人嘲讽瘦身仪这种懒惰又毫不费力的速成减肥法。以1910年的《北美顺势疗法期刊》（*North American Journal of Homeopathy*）为例，该期刊含蓄地指出："肥胖治疗不应只求一时的成效……肥胖治疗的功效应持续终身，而治疗也只应将肌肉用于其自然用途之上。"但这个建议淹没于大量减肥药与减肥器材广告之中。

约翰·哈维·凯洛格（John Harvey Kellogg）[1] 在1900年的著作《理性水疗法》（*Rational Hydrotherapy*）中建议以水疗法治疗肥胖。凯洛格所建议的水疗法包含冲冷水澡、逼汗疗法、冷滴疗法（cold dripping sheets）、快速进出冷水池与电弧光浴（electric arc light bath）。他的疗养中心有震动椅、震动台、身体滚压机、击胸器、击腹器等仪器为肥胖患者提供运动与按摩等服务，胖子很快就成为凯洛格的老主顾：到了1920年代，使用水疗设施的患者每年已逾七千名。除了敲打与水疗，凯洛格还让减肥者接受灌肠治疗，并设计出一套低热

1　凯洛格同时也是知名的"家乐氏玉米片"发明者。

量、高纤维、蛋白质含量适中的饮食。他认为大量饮用开水与酸奶并以其灌肠，再搭配瘦身饮食，除了有助于减肥，亦可降低性欲。凯洛格信仰虔诚，他担任医疗总监的疗养中心隶属于基督复临安息日会（Seventh Day Adventist Church），他本身也是一位外科医师，专精于括约肌的修复，此外他亦希望将"对大肠健康的敏锐度"延伸至日常饮食习惯中。凯洛格非常景仰弗莱彻与其咀嚼理论，更协助弗莱彻创办"美国健康效率联盟"（Health and Efficiency League of America）。

流行减肥餐在19世纪变得越来越受欢迎。饮用海石竹茶（海石竹又称桃花簪，是一种海滨植物）这类古老的减肥疗法，则逐渐被更耸动的减肥方式与科学观念所取代。人类的生活方式以及对体形的态度也在改变当中。欧美地区的乡村人口往都市迁移，投入成长中的产业，赚取更高的可支配所得。这些人开始吃起白面包、甜食与包装诱人的油炸快餐等高热量精制食品。工人阶级中出现越来越多胖子，但肥胖问题过去向来被视为中产阶级与上层阶级的专利。

减肥需要节制、强迫、纪律与服从，随着媒体能见度日益升高，许多人也开始认识到这几项减肥条件。《大西洋月刊》（Atlantic Monthly）中叙述某女士在试穿一年没穿的洋装时所发生的事："洋装没变松也没变紧，但我……错的是我……我胖了！倒抽一口气的我将洋装挂了回去。这件洋装没救了，至于我……我好肥。"针对这名女士的问题，《英国女性家庭杂志》（English Woman's Domestic Magazine）中有一则回答建议该女士穿着束身衣与束腰（不能不提的是，这段文字与寄宿学校、拜物主义与性虐待的内容并列在一起）："适度的拘束本身很具有吸引力"，"细腰的魅力一部分是由于束腰将腰紧紧勒住——勒得越紧越好"。

细腰风气也同样感染了男性。1886年，有一篇标题为"蜂腰男子"（A Male Wasp Waist）的文章刊登于《家庭医师》（Family

Doctor）杂志上。该文作者推崇女性纤细的腰身，并坦承身为男性的自己也"像女人一样"穿着束身衣，"令我惊讶的是，居然有这么多男人崇拜我，他们肯定还想以双臂环抱我的细腰"。男人穿束身衣早就不是什么新鲜事：英国摄政时期的花花公子都必须穿着束身衣——1819 年，漫画家乔治·克鲁克香克（George Cruikshank）绘制了一系列男人穿着紧身胸衣的讽刺插画，其中一幅题名为"为花花公子束腰"（Laceing a Dandy）。画中仆人说道："要是你没拉紧，主人的肚子就会和其他英国佬一样大。"此外，英国作家萨克雷（Thackeray）在小说《名利场》（*Vanity Fair*）中塑造的角色约瑟夫·塞德利（Joseph Sedley）身形肥胖，个性虚荣，并试穿过"时下发明的所有束腰、紧身胸衣、腰带"。品味与流行当然是会改变的。就在大约1850 年之后，穿着束身衣的男性表示他们之所以这么做，单纯是为了支撑或医疗因素。

1880 年代的杂志广告中可见小女孩穿着束身衣的照片，这些束身衣是特殊的"健康"型号，特别为发育中体形设计，诉求很明显，是为了矫正懒散与弯腰驼背的姿势。束身衣不再像 16 世纪时带有情色或邪恶的意味。19 世纪末给女孩子穿的束身衣可有效维持理想中的女人味，并从小就开始雕塑玲珑曲线。或许现代的我们在观念上和当时没有太大的不同：年轻人发生性行为的可能性令人感到不安，而近期儿童流行时尚所引发的焦虑正说明了这个现象。

操纵身体有更令人不安的一面，这一点可经由推敲得知。从伦敦伊凡贝尔（Evans and Bale of London）的"理想束身衣"广告看得出束身衣并非只有胖子能穿，而是任何人都可以。这项产品是今日硅胶胸垫或所谓"水饺垫"的雏形，可明显美化"平坦的胸形"。的确，"这项产品修饰干瘦身材的效果绝非言语所能形容。束身衣左右罩杯内皆有柔软的调节胸垫（获专利保护），可稍微压缩腰围；此束身衣可依穿着者喜好调节罩杯丰满程度，呈现出曲线优雅、比例完美的胸形"。但这项产品的主要客户却是胖子。海伦·艾可柏（Helen Ecob）在 1893 的著作《衣着讲究的女人》（*Well-Dressed Woman*）中叙述他人的抱怨："我胖到不行，要是不穿束身衣，看起来就活像个大水桶"，而艾可柏的回应是："看起来像水桶并不比看起来像沙漏糟糕……穿着宽松衣物可以掩饰体形。两害相权取其轻。肥胖要好看是不可能的。假使瘦不下来，就必须像接受其他身体缺陷一般接受肥胖才行。"

1887 年写下《恋爱》（*Romantic Love*）一书的作者亨利·芬克（Henry Fink）自诩为"美丽教主"，他坚持"世界上有种恐怖令女性想到就受不了，换言之，也就是肥胖"；此外，"许多女性认为束身衣是美化曲线的必需品，极度肥胖的女性特别如此"。但芬克认为她们都错了。肥胖的确不好，但脂肪不该被挤压、被抑制，而是应该通过呼吸作用将其燃烧殆尽，然而穿着束身衣却会阻碍呼吸作用的运行。芬克主张，束身衣其实是女性肥胖的主因之一：穿束身衣会变得更胖，因为日子一久，腹部会由于背部与腹肌萎缩变得更加松软，并受到束身衣的向下压力影响而扩张。安娜·加尔布雷思（Anna M. Galbraith）医师在 1895 年的著作《妇女卫生体育》（*Hygiene and Physical Culture for Women*）中亦埋怨束身衣会造成呼吸不顺，此外她还提到，捆缚在束身衣中的人由于无法运动，生活模式也被迫变得更为静态。

即便如此，匿名在 1890 年写出《佳人》（*Beauty*）一书的作者并不把时下对束身衣的批评放在眼里。他相当肯定，在接下来的几个世纪，大多数女性都还是会穿着束身衣。某些女性的身材需要支撑，而某些人假使不穿束身衣则会感觉极度不适，但这种不适却"绝对没有人看得出来"。这些"身躯庞大的人"若少了束身衣，"无论在身体或心灵上都会痛苦不堪"。在欧洲，尽管有如硬鞘一般的"束臀"或"瘦腿"款式束身衣是以强化布料与钢所制成，这种装束对当地女性似乎并未造成太大的困扰。1901年时，《俪人杂志》（*Lady's Magazine*）热烈报道一件席卷巴黎的新款束身衣。该杂志认为，这件正面打直的新型束身衣很快就会流行起来，并可能创造出一种前所未有的腰身与体形——胸部的位置会稍微向下移，而腹部则必须保持平坦。《Vogue》杂志（巴黎版）的一位记者指出，"流行的身材变得越来越笔直，胸部、臀部的隆起幅度较小，腰身宽了一些，至于美妙的四肢则纤柔修长……多么轻盈、优雅、高贵的女性体态啊！"但社会上对女性身材的看法其实并不一致——《Vogue》杂志于1902年宣称，"大多数女性为了妖精般的婀娜身段费尽心力，搞得肥胖好像有罪似的"。

无论如何，根据1912年法国《妇女时尚杂志》（*Journal des Dammes et des Modes*）的报道，至少在欧洲地区，苗条身材大获全胜，"你眼里只容得下纤瘦的女子……丰胸圆臀不再是重点……我敢说今天你半个胖女人都看不到，这完全是受到时尚流行的专制压迫，也扼杀了我们的喜好……没什么比苗条更能使人返老还童……年轻等于苗条是不需证明的"。到了1922年，《Vogue》杂志好奇地问道："在束身衣制造商、体育教练与无淀粉饮食的协助之下，我们是否很快就能培育出一支新品种的苗条女性？"生活对于苗条活泼的人来说毕竟更加有趣，反之臃肿则意味着迟钝乏味。时尚专家坚持"粗壮的女性必须以束身衣支撑身上的肉"，这些肉才能更均匀地分散开来，增添她们的魅力。橡胶束身衣不够结实："对于必须和赘肉奋战的人，容许自己享受橡胶束身衣的舒适感并非明智之举"，因为橡胶束身衣无法阻止脂肪扩散。但根据安·瑞腾豪斯（Anne Rittenhouse）1924年的著作《摩登女郎》（*The Well-Dressed Woman*），橡胶才是最好的束身衣材质，因为橡胶的"摩擦力可减少腰际赘肉"，而且即使穿着橡胶束身衣也能运动。1935年的美国版《Vogue》则写道："女人衣柜里的收藏品没什么比束身衣更重要了。"

　　在寻求减肥方式的过程中，胖子逐渐沦为减肥的俘虏，任何能使他们再度瘦下来的减肥方式，无论是回锅的减肥法、特效药或不好的建议，他们都会愿意尝试。科学进展所带动的流行风潮与减肥方式会随时代改变，20世纪初也已经出现许多传播减肥信息的渠道。流行减肥法与无效的瘦身建议不断被重新包装成全新商品一般促销，与今日毫无差别。塑身与体重意识从不曾如此热门，无论男性女性都贪婪阅读迅速增加的报章杂志，开始对海报女郎评头论足，并内化了节食减肥的观念。电影界也注意到体重议题：1920年，"肥仔"阿巴克尔（Fatty Arbuckle）在影片《围捕缉凶》（*The Round-Up*）中饰演警长"瘦子"胡佛一角，哀号着"没人爱胖子"这句台词；而政治人物扎马斯·里德（Thomas B. Reed）则表示："从没有体重超过90公斤的绅士。"无论于公或于私，节食与体形始终都算是政治议题。体重向来就不是个人问题，而在这段时期，体重更变本加厉地成为一种社会现象。

第六章

用眼不用嘴

如今盛极一时的苗条年代，是自 1920 年代起，随着第一次世界大战战后的摇摆女郎风潮展开——在那个男孩没剩下多少的年代，有如小男孩的平胸体形在当时极受欢迎。协约国在战时的宣传中将德国女性描绘得又肥又土，至于 1918 年社会上对肥胖的观感则是"违背现代美感，罪不可赦；犯下小奸小恶的罪恶程度远比不上变胖"。第一次世界大战过后的法国引领体形潮流。早在战前，服装设计师保罗·波烈（Paul Poiret）就已创造出名为"le vague"的流行风格，这种衣着风格舍弃腰臀曲线，拥抱高腰、平胸的"帝国线条"（empire line）。波烈所设计的长版窄管上衣与隐藏身材曲线之新式橡胶调整型内衣，直到 1920 年代中期都广受欢迎。

1922 年，香奈儿（Chanel）将珍·浪凡

（Jeanne Lanvin）设计之简单平口直筒衬裙改造为摇摆女郎的招牌打扮。香奈儿的设计将腰线降至臀部，裙摆拉得更高，露出更多小腿，整体轮廓也变得更为平顺；在摇摆女郎装扮底下的穿着，则是由肩带与一片裹住躯干的布料所制成的束胸胸罩；这种法式风格旋即打入美国的新兴成衣市场。某位对此十分感兴趣的巴黎医师表示："如今符合社会观感的标准体态必须纤细优雅，丰腴身材已不再流行，肥胖就更不用提了；这回连医师也得对女性美审美观感兴趣才行。"

战争改变许多单身女子的人生，也让她们开了眼界。这些女性为减肥产业带来一笔横财，而最新的时尚潮流也激起一股与瘦身产品相关的诈骗风气。克兰普（Arthur J. Cramp）在 1928 年的散文《愚弄胖子》（*Fooling the Fat*）中就曾论及此议题。克兰普对减肥偏方只觉得蔑视。他写道："除了容易误入生发水圈套的光头，没有其他消费者会像胖子对减肥药广告这般深信不疑。"克兰普认为女性的饮食习惯特别差，又缺乏运动，却盼望有种仙丹，能在一瞬间将她们优雅的丰满体形转换为修长敏捷的"男孩身材"。她们天真无知地相信"人类能借由科学的力量违反生理法则，而不用面对任何后果，这种观念解释了为何那些脑筋动得很快的减肥产品供应商，其产品诉求几乎千篇一律强调着：轻松减肥，不用节食"。

从 20 世纪早期的广告可看出，注意体重的女性一直是广告的目标族群。在上世纪二三十年代，美国烟草公司 Lucky Strikes 的香烟广告词是"别拿甜点，改拿烟"。有些广告甚至还更加露骨。其中一则之中有位苗条的年轻女子，女子背后埋伏了一个肥胖双下巴的侧脸剪影，广告上写着："威胁现代身材的恐怖阴影！"以及"赶在年华老去前警告她"。许多人相信香烟有助于维持窈窕身材，这种心态被早期的香烟广告拿来利用，但近年却发现这种说法有其事实根据。2011 年间有诉讼文件揭露，菲利普·莫里斯（Philip Morris）与美国烟草公司在香烟中添加食欲抑制剂，另外其他四家烟草公司则至少测试过有类似效用的成分，其中包括安非他命与一氧化二氮，也就是一般所熟知的笑气。这份从1949年至1999年的文件显示，烟草业利用节食者的历史至少长达五十年，试图说服社会大众吸烟可以使人摇身一变成为名模凯特·摩丝（也就是说让我们认为，养成抽烟习惯会使身材变得比想象中更苗条）。《欧洲公共卫生期刊》（*European Journal of Public Health*）指出，这或许就是瘾君子戒烟后经常胖起来的原因。女性吸烟人数在20世纪40至50年代大幅增加，即便至今，女性依旧难以抵抗吸烟有助于体重控制的诉求。近期在《烟害防制》（*Tobacco Control*）期刊上有一则研究，对五百名年轻女性进行实验。实验结果发现，当这些受试者看见针对女性消费者设计的包装——只有普通香烟一半长度的超细香烟，并打上"苗条"或"时尚"的品牌名称，她们就更可能把吸烟与纤瘦画上等号。

　　女性因为太胖受到严厉批判，也因为试着节食、吃太多、没喂好家人与她们的虚荣无知受到责难。1923年《何苦当胖子？》（*Why Be Fat?*）一书的作者塞西尔·韦布－约翰逊（Cecil Webb-Johnson）医师，利用花言巧语，诱哄女性占绝大多数的病患接受减肥治疗。韦布－约翰逊医师承诺病患，她们能减去十几公斤的体重，还能看起来年轻二十岁。韦布－约翰逊医师的客户不同于六十多年前的班廷，大多是有钱人家，而且韦布－约翰逊医师注意到的不仅是患者奢侈、久坐的生活形态，还包括她们的荷包。韦布－约翰逊医师要求减肥者从皮卡迪利圆环前往伯林顿府（Burlington House）时，别跳上正好经过的公车，短短500米的一小段路就应该步行。据韦布－约翰逊医师的说法，贪婪是基本需求满足后仍存在的渴望。第一次世界大战期间他在印度加尔各答担任少校医官时，对营养学及新陈代谢失调产生兴趣（讣文中还提到他生前是位著名的作曲家，曾创作多首华尔兹舞曲及轻音乐作品）。韦布－约翰逊医师以专业术语"脂肪过剩"（没什么比科学术语更能令人萌生信心，肃然起敬）来描述肥胖，他所采用的控制体重方式为减少液体摄取，选择天然的当季食材。他推荐减肥者在夏天以烤胡瓜鱼（一种漂亮的小鱼）或小牛肉配包心菜作为晚餐，秋天则可食用牡蛎、水煮牛肉配包心菜、炖苹果以及蘑菇吐司。

韦布－约翰逊医师亦指出某些食物将导致脂肪生成，因此女性绝对不宜食用。以今日的标准来看，他所举出的某几种食物选得很有道理，但另一些却看不出标准何在。淀粉类食物对身材的威胁众所周知，因此韦布－约翰逊医师对所有淀粉类食物均下达禁令，举凡谷片、意大利面、通心粉、任何典型的西式早餐类饮食、糕饼、蛋糕、布丁与酥派皆不可食用；而马铃薯、胡萝卜、甜菜、防风草、豆类等食物也不得入口。此外，无花果、椰枣、葡萄干、黑醋栗或桑葚的糖分很高，同样不准吃。再者，牛奶、糖、奶油、奶酪、果酱、蜂蜜、各类啤酒、甜酒、烈酒，以及像是姜汁啤酒、姜汁汽水或柠檬汁等加糖矿泉水亦属于违禁品。韦布－约翰逊医师所建议的减肥饮食不仅低糖、低碳水化合物，其脂肪与蛋白质含量亦不高。猪肉等肉类对他而言是减肥的大敌，而火腿、培根、鹅肉、鸭肉及任何肥肉，还有鲑鱼、鲭鱼、鳗鱼、沙丁鱼、烟熏鲱鱼、蟹肉与龙虾等海鲜也都不应食用。要找到能让韦布－约翰逊医师认可的减肥食材肯定困难重重。

伦纳德·威廉斯（Leonard Williams）医师在1926年的著作《肥胖》（Obesity）中毫不客气地将肥胖形容为"丑陋的臃肿症状"，凸显出对胖子的轻视，肥胖的身躯透露出他们"自我放纵、贪婪无度、狼吞虎咽"，而多数的胖子也都"令人厌恶，因为肥胖代表着神圣的人体形象被扭曲得不堪入目，智力也连同受到严重损害"。说白了，威廉斯医师所想表达的就是胖子既愚蠢又见不得人，他们非得瘦身节食，才不至于冒犯看到他们的人。简而言之，胖子都很自私。至于过分减肥也好不到哪去：威廉斯医师认为男人没有过胖的权利，女人也不应该太瘦。在战后的艰难时期，暴饮暴食不仅是铺张浪费，更是一项非同小可的个人过失。

威廉·爱德华·菲奇（William Edward Fitch）医师1918年在著作《养生食疗》（*Dietotherapy*）中明确指出，肥胖与"营养不良"会引发多种疾病，遗传上容易罹患某些疾病的人尤其是高危险群。菲奇医师写道，偶尔暴饮暴食可能无伤大雅，然而暴饮暴食一旦成了习惯，就有可能让人变胖、生病。饮食过量会造成胆汁分泌过多，充满肠胃，舌头上长出厚苔，身体分泌物形态产生变化，最终神经与肌肉系统都将陷入衰弱的状态中。这些棘手的合并症状除了会造成身体衰弱，也会引发心理忧郁，因为"火太旺的锅炉很快就会燃烧殆尽，而锅炉烟管也会由于烟灰堆积太快来不及清除而塞住"。

不过，与伦纳德·威廉斯医师及其生食菜单相比较，菲奇医师严格的饮食指令却显得相当慷慨大方。威廉斯医师的生食菜单恰如其名："只有未经烹调的食物才适合入口。"因此采用生食菜单的人三餐内容将仅限于下列食物：

1. 乳制品：蛋、牛奶、鲜奶油、奶油、奶酪、奶油奶酪，蜂蜜适量。

2. 生鲜蔬菜：结球莴苣、苦苣、菊苣、芥末、水芹、水田芥、小黄瓜、樱桃萝卜、番茄、葱、玉米沙拉、蒲公英、芹菜、高丽菜婴（young cabbage）、胡萝卜、芜菁、朝鲜蓟、防风草切细丝或刨丝。

（任何调味料均可使用，生蛋、牛奶、芥末、胡椒、油、醋或柠檬原汁所调制的酱料亦可使用，但盐必须酌量使用。）

3. 生鲜水果：苹果、梨子、香蕉、柳橙、葡萄、草莓、黑莓、覆盆子、蜜桃、油桃、青无花果。(威廉斯医师认为干果的营养价值不高,但并不反对食用无花果干与枣干。)

　　4.生蚝及鱼子酱。

　　鲜肉、熟布丁、蛋糕、巧克力、甜食是绝对禁食的,高果糖成分的水果亦不例外。这份饮食由于包含新鲜蔬菜,并在正餐间饮用煮过的水,吃生鲜水果,还以无花果作为出外活动时的点心,因此非常有助于排便。威廉斯医师表示,煮熟的柳橙、李子、坚果与油脂通便效果也很好,此外餐前或餐后几小时服用半茶匙的橄榄油,以橄榄油与柠檬或柳橙原汁混合,将橄榄油加奶调制成酱汁,或是吞服石蜡油、将石蜡油涂抹于饼干上食用等方式亦有相同的效果。不过1917年时,《美国医学会期刊》(*Journal of the American Medical Association*)刊登了一封哈罗德·吉福德(Harold Gifford)医师的抗议信:"像用油灌肠这种苦差事,我常怀疑到底有多少医师亲身体验过,但他们却能毫不在乎地要求病人每晚把将近300毫升的橄榄油注入体内,并持续进行长达一年。"无论如何,根据威廉斯医师的说法,减肥者必须完全生食,食物也要经过彻底咀嚼。减肥该做的很多,多到几乎是对过去餐桌上的罪行所施加的严厉惩罚。威廉斯医师要求病患"用眼不用嘴";对当时大多数的女性而言,这个建议或许已经再熟悉不过了吧。

　　相形之下,尤斯塔斯·切瑟(Eustace Chesser,1902～1973)医师对男女两性的态度就较为公平。切瑟医师思想前卫激进,并在1939年出版著作《百万人减肥书》(*Slimming for the Million*)。(他的下一本著作是《爱无惧》[*Love Without Fear*],主题为性技巧指南,但这种开明思想却使他在1942年因猥亵罪名的指控出庭受审。)切瑟医师也是低碳水化合物、高蛋白饮食的拥护者,他主张"饮食的量不如饮食种类来得重要";会让人长出脂肪的食物的摄取量对体重的影响比热量更大。切瑟医师建议减肥者起床后先喝一杯热开水或不加糖的热茶,再用一个葡萄柚、瘦培根肉与鸡蛋做早餐,中午则喝一碗蔬菜汤,吃一份分量适中的瘦肉与水果。接着,"假使有小酌的习惯,可以在晚餐前喝杯鸡尾酒",而晚餐和中餐的内容应大同小异,或许可将肉换成鱼。至于任何糖类,"都要看作是恶魔一样来回避!"至于"肥胖头号盟友"与"女性终身诱惑"的巧克力更不可不防。

切瑟医师理性的减肥方式相当实际又具有感同身受之心,他了解胖子可能会对体重相当敏感,但又希望能像一般人一样拥有正常但低卡的饮食。切瑟医师的减肥建议师承班廷减肥法,又直接造就了1972年《阿特金斯医师的饮食革命》(*Dr Atkins' Diet Revolution*)与更近期的迪康减肥法等减肥节食方式。始终有人认为阿特金斯减肥法是因为太过单调,缺乏变化,导致减肥者失去胃口,减肥成效才能如此卓著——这个概念的确经过无数次验证;但无论如何,没有胃口或许还是比"满身肥油"来得讨喜。1930年,赫莲娜·鲁宾斯坦(Helena Rubinstein)在著作《女性之美》(*The Art of Feminine Beauty*)中鄙斥肥胖"令人深恶痛绝"。根据她极具影响力的论点,肥胖并不"符合人类的美学概念原则"。纤细如男孩般的体形比起圆润丰满更女性化、更性感,这种想法肯定与传统标准大相径庭,但却与战后将职业妇女视为少几分女人味、不是"只会生小孩"的态度相呼应。

然而,由美国医学会会长温德尔·菲力普(Wendell C. Phillips)所领军的医学界却呼吁年轻女性,切莫盲目追求可能损及健康,甚至是危害生育能力的美丽理想——毕竟多数人依旧认为女性的主要任务就是传宗接代。1926年,美国医学会于纽约举办第一届成人体重研讨会(Adult Weight Conference)。根据某位医师在研讨会上的演说内容,当年时髦的摇摆女郎已经"精通享用蛋糕却不会变胖的技巧,其中一招是在大吃大喝后以药物或道具使食物逆流"。这些女性也会利用灌肠、泻剂或服用大量碘剂等手段避免肥胖。医学界对此类荒谬的愚蠢行径惊恐不已，研讨会在场听众均大感讶异："难道再怎么离谱的鬼话都能让胖子上钩吗？"但讽刺的是，这些与会听众都是受邀来煞费苦心地评定所谓"正常的"体重标准。即便如此，所有的人仍一致谴责流行减肥热潮与竹竿一般过瘦的身材。众多医师抱怨道，美国女性捶打自己，让自己挨饿，对自己下药，蒙受足以比拟宗教审判程度的折磨，却只是为了追求美貌。无论高矮老少，所有女性都把自己倒入同一个模子里，寻找同一副娇小的身躯。

这股"减肥狂热"使菲什拜因（Morris Fishbein, 1889～1976）医师为之愕然，其第一本减肥书籍是1929年的《体重与体重控制》（*Your Weight and How to Control It*）（由医学专业人士与营养学家所撰写的科学指南），在纽约的体重研讨会结束后旋即上市。菲什拜因医师为《美国医学会期刊》的编辑，在社会上极具影响力，他拥有阶级社会中医学专业人士的傲慢，并感叹卡路里、维生素、运动、按摩、电子设备与甲状腺萃取物等信息日益普及的现象。但菲什拜因医师确实言之有理，他写道：当今的社会问题在于新兴减肥产业，以及该产业对本国女性所灌输的洗脑信息。报纸、杂志与布告栏均"充斥着各种疗效与危险程度不一的成药广告"。市面上出现许多为女性特制的精密电子治疗或按摩器材（双重疗效），甚至连含有危险药物成分的口香糖都在街上公开兜售！此外，当时亦发展出完全不考虑消费者体能状态的系统化运动减肥唱片，就连广播节目也不断播放韵律操，让女性跟着在地上打滚、翻筋斗，好甩掉她们眼中所谓的赘肉。菲什拜因医师写下："凡是女性，都能对体重美貌之间的关联说得头头是道。数不清的女性——与诸多男性——每天早上密切观察体重计读数，就仿佛华尔街金融市场注意股价指数一般。"

菲什拜因医师不确定女性流行的转变与节食热潮是否互为因果——他担心女性在摆脱束身衣后，会试着借由其他危险的方式来控制体重。医学教科书对于束身衣伤害肝脏、扭曲体形有越来越多详细的叙述，但他相信，早在疯狂瘦身现象扰乱国家前，流行就已经出现极大的转变。衣服会依体形剪裁，而真正影响造型的关键则在于体形，这种想法看似合乎逻辑，但"对造型风格的研究似乎显示，女性想为造型改变身材的时候向来不太理性，还会为此将生存本能发挥至极限"。菲什拜因医师提醒读者，世界各地的女性皆有所不同，而美国女孩则是众多种族融合的终极产物，其中又以盎格鲁撒克逊人为主。美国女孩基本上算是苗条，往往可说是相当瘦削，平时又举止笨拙。很明显地，他认为美国女孩多少已经受到"污染"，流失她们丰满的女人味，而过度文明化这个引发焦虑的老旧观念又使她们变得紧张失常。

　　菲什拜因医师认为节食让女性失去女人味，但不仅如此，媒体还因此陷入一片女同性恋盛行将导致社会破裂的恐慌之中，尽管该媒体也同时从大量减肥产品与减肥器材广告中大捞一笔。对菲什拜因医师而言，在所有折磨人类的流行热潮中，没什么比美国女性追求苗条的欲望更令人费解。瘦女人缺乏女人味，而丰满代表着女人味，是女性特质唯一的真实象征，也是怀孕生子不可或缺的条件。除了生理需求，丰满还是一种美国社会赖以为基础的政治需求。节食热潮基本上"反映女性主义的兴起，是 1100 万名女性走出家庭，进入过去属于男性专利之职场的结果"。菲什拜因医师引用束胸、鲍伯头以及"女性试图瘦到如男子般修长，抑或是女性工作性质转变，故希望行动能更为敏捷"等论点来证明女性主义的影响。他认为瘦到营养不良的女人极度缺乏吸引力，而这个看法肯定能得到科学验证。他"对当前美国的社会趋势感到忧心忡忡，因为美国低估了使女人保有女性特质的重要性"。

菲什拜因医师主张，要是男女体形的常态被流行减肥法所破坏，可能会形成一种"危险的自我中心意识，并打乱家庭在社会中的地位"，此外"某些性心理学家坚称，女性在体形、穿着风格与兴趣上的改变，将会导致性吸引力错乱，后果不堪设想"。异性恋遭到颠覆，女同性恋崛起，社会秩序崩坏，全都是节食减肥所带来的恶果。菲什拜因医师表示，柔和的曲线是最接近大自然杰作的产物，"瘦身狂热虽然试图改变自然历程，但最终还是躲不过大自然的反扑"。菲什拜因医师对于女性角色的转变感到惶恐，因此他经常将文化与自然混为一谈，并尝试以科学来支持自己的论调。

另一位美国医师，哈洛·布鲁克斯（Harlow Brooks）焦虑地指出，"追求男孩身材"极有可能造成无法弥补的损伤。他藐视体形标准化的观念——"除非人类能实现奥利弗·温德尔·霍姆斯（Oliver Wendell Holmes）所提出的怪异论点：'更谨慎地选择祖先'，否则标准化便不可能发生"。布鲁克斯建议，在人类仍无法使体形标准化前，都不应尝试流行减肥法；他还表示，不愿咨询医师的减肥者将必须承受不孕、贫血、压力等健康风险，也容易罹患伤寒、肺炎、流行性感冒与普通感冒。布鲁克斯认为减肥者可分为三种类型：年轻女性，希望看起来更年轻的妇女，以及希望提高工作效率和"亟欲缩小下腹部"的中年男子。他接着表示，节食可能看似无害，但听好了，"原本和蔼可亲、能力又好的女子，在节食减肥过后，很可能会完全变了一个人，变得任性不讲理又难相处"，最后甚至还可能成为女同性恋。

与此同时，法国国内亦强烈建议女性对行为与饮食保持理性。究竟有多少女性不慎丧命在光疗浴的干热或湿热蒸汽下？又有多少人并未寻求合格医师减肥，而是在江湖术士指示下进行不合理的剧烈体操训练导致心脏受损？让·弗吕米桑（Jean Frumusan）在 1924 年的著作《肥胖解药》（*The Cure of Obesity*）中痛斥盲目减肥的"愚蠢"行为与暴饮暴食，特别是面包吃太多与饮酒过量。减肥问题影响各个阶级的女性——有钱人盲目减肥是因为选择很多，而坐在办公室或工厂里的劳工多半是无知使然。至于论及婚姻与肥胖，所有女性都犯了错，几乎所有的人都因为节食在婚礼上身体虚弱，发生贫血现象。妻子的不良典范就是让自己在孕期陷入悲惨的忧郁情绪中，蒙受漫长痛苦的分娩，产后很有可能因为体内堆积的大量脂肪而终生体弱多病。弗吕米桑认为，已婚妇女由于不再有社交生活，活动量通常比单身女性来得少，此外，她们也因为越吃越多，成为"婚后肥胖"的受害者，而她们的可怜丈夫通常也落得同样的下场。已婚妇女察觉自己开始变胖后，会开始拉紧束身衣，限制饮食，服用由裁缝师、友人或报纸上所推荐的减肥灵药。弗吕米桑丝毫不同情这些女性，不了解她们的狭隘处境，甚至更不认为她们有足够的智慧面对体重问题——女性成为"由庸才掌管之体制下的受害者"。

弗吕米桑为当时饮食治疗的混乱局面感到烦恼。市面上极度缺乏适当的减肥法，但却有无数相互抵触又往往代代相传的瘦身方式。在他看来，这些瘦身方式成效低劣，也禁不起最薄弱的批判性检验。"产品推销员脸不红气不喘地扯谎，或是无比天真、采用这些瘦身方式的医师与民众"，究竟何者比较糟糕实在很难说得准。许多机构把肥胖当作商品利用，此外还有太多的减肥理论、流行疗法和巧妙的临床发现"——被吹捧上天，但随后则注定为人淡忘"。弗吕米桑表示，使胖子挨饿并排除其体内水分的减肥方式，的确偶尔能暂时成功融化体内空隙中的脂肪，但这么做只是引发了一场绝对的灾难。知名度已成为十分强大的武器，减肥疗程的价值并非取决于该疗程是否通过漫长严格的临床及实验室实验，减肥疗程的广告量才是决定性的。弗吕米桑的论点教人不认同也难。

弗吕米桑表示过度肥胖是一种没有明确病源的症状，有可能与内分泌相关，亦有可能是神经、遗传、营养、毒物或肠胃等方面的问题，但肥胖的潜在成因与决定性因素皆相当复杂，因此医学尚未能够察觉或将其归类。肥胖的治疗必须多管齐下，并且得从排毒做起。弗吕米桑从多种食疗法中进行挑选，谨慎运用解毒方式、同化作用之休息与再生、肌肉疗法、液汁疗法（利用动物内分泌萃取物，通常为甲状腺或肾上腺），与以电疗为主的其余实验性治疗方式。他相信医学终将拟定出一套明确的减肥疗程，甚至还能同时带来"让身体重获新生的感受"。据弗吕米桑所述，肥胖可分为红润型（florids）与迟缓型（torpids），其特征通常为"胸部整体明显增大、腹部凸起、脸颊肥厚、双下巴、脖子粗、脸色红润（多血性肥胖），或是苍白肿胀（贫血性肥胖）"，他也说明了几则"脂肪组织分布状态最奇特"的案例。某些相当肥胖的人依然拥有"正常"姣好的五官，但一部分不那么胖的人却有下垂的双颊、三层下巴与颈后赘肉。因此弗吕米桑估计，若以公斤为体重单位，理想体重大致上应该等于身高减去 100 厘米后所得的数值。

弗吕米桑将曾用于治疗过度肥胖的方式总结如下：

1. 江湖郎中或冒牌医师，包括在报纸上推销成分含甲状腺萃取物产品的商家。这类减肥法不过是危险的花言巧语。

2. 减肥饮食与温泉澡堂。尽管此类减肥法较有科学根据，但过度着重于有钱人的饮食（与断食）。在德国、奥地利境内的马里昂巴德（Marienbad）、卡尔斯巴德（Carlsbad）、基辛根（Kissingen）、阿本达（Apenta）与汉堡等城市中，派驻于温泉澡堂的医师在旅馆业者眼中只是微不足道又有害的附属品。这些旅馆业者以香槟、茶舞、晚宴、赌场、酒吧等设施来款待减肥患者，此地没有烦人的减肥规定，也没有低脂饮食，只有在沐浴时稍微施以微电流电疗，使赘肉软化融解，再进行大肠水疗。

3. 减肥药。各种减肥秘方（诸如碘、砷、碱液、各式萃取液、氧气、甲状腺注射物）都有人推荐，但皆无益于减肥。肥胖不是一种疾病，因此没有特定药物，肥胖是一种复杂且因人而异的症状。

4. 物理治疗。干湿热蒸汽浴或光疗浴等治疗方式，对大多数胖子不但完全无效，还因为胖子有心脏病风险而危险至极。进行光疗浴意味着患者必须在65摄氏度的环境中忍受半小时光照，让自己全身冒汗，心跳快到要爆炸似的，还会喘不过气，无法思考。紧接在光照之后的是冷水淋浴与按摩，或是对减肥无效的水电疗碘浴。除此之外，这类治疗实际应用于减肥前并未经过任何初步检验。

5. 按摩。这种减肥方式又发生在温泉澡堂中，冒牌郎中以无效的油膏为胖子减肥。按摩减肥法虽然有许多疯狂信徒，但也同时被人嗤之以鼻，而且并无实际减肥功效。

6. 电疗。冒牌医师在其瘦身机构中为减肥者进行感应电流式水电疗，"只是用来把病患唬得一愣一愣的"。

7. 运动。运动搭配饮食与药物治疗可带来惊人但效力不长的减肥成果。减肥者必须先进行排毒（断食），接着再戴上束腹带来对抗令人弯腰驼背的强烈疲惫感。束腹带可预防疝气，强化腹壁肌肉，其长度必须随时调整。

8. 微电流电疗与碘盐解离法。强烈的微电流电疗首先软化脂肪，再迅速将其融解。以电离子绷带（带有大量电极，负极充满碘化钠溶液，对患部进行强烈的微电流电疗）进行四槽水电疗[1]有益"强身健体"。

9. 体形重塑法。以（前述）微电流修复肌肉，再搭配运动的减肥方式，但这种减肥法无论如何都不可交由热心过头的冒牌医师执行。

10. 食疗减肥法。断食后的下一步就是正确有节制的进食。早上起床后可喝一杯水，吃一片吐司作为早餐，两餐之间可喝水，午餐吃烤肉或烤鱼、马铃薯泥、绿色蔬菜与水果。晚餐则可食蔬菜汤、蔬菜、吐司与水果。睡前可饮用薄荷茶。减肥者不可食用甜食、淀粉、香料或调味料，并且在仍有饥饿感时就得离开餐桌——此种饥饿感是因胃脏扩张所引起的"假性饥饿"，待胃脏恢复原本张力，假性饥饿感便会逐渐消失。

弗吕米桑认为肥胖也存在"种族"问题。一方面，"东方人"容易受到气候、习俗与多油、多糖、高淀粉饮食影响而体质虚弱，是故身材肥胖。另一方面，住在气候严峻地带、爱好体育活动与剧烈运动的"稳重种族"（sober races）则是为了健全的后代做准备，在当地人眼中，肥胖是个"养生方面的错误，如临深渊般让人恐怖"。

弗吕米桑的著作以二十五则病例作结。其中一位病患为四十七岁的 K 小姐，身高 163 厘米，体重 78 公斤，骨架极小却长了双下巴、大屁股、水桶肚，腹部下垂（腹部脏器向下移位）、体力不振、肠胃不适，还有自体中毒的症状。经过六周疗程，K 小姐的体重已下降至 66 公斤，但姿色未减半分，皮肤上也没有出现任何皱纹。她的双下巴消失，肌肉变得结实，精力恢复，状况好得让 K 小姐显然觉得自己"只有二十岁"。她所减去的脂肪其实比体重数字还要更

1　将四肢分别浸泡在四个水槽的电疗方式。

多，因为她已经锻炼出强健的肌肉，不再需要穿着束腹带。除了重拾青春，K 小姐在心态上也有彻底的转变，使家人对她的减肥成效感到十分佩服。

弗吕米桑发觉许多胖子都有忧郁冷漠的现象。对他而言，K 小姐的病例显示了身体与心理间的交互作用，因此胖子可通过他所谓的精神治疗得到协助。理想上，同时进行精神与身体治疗可提高肥胖患者的减肥效率，使其性灵提升，进入宁静的境界。这种治疗方式可让减肥者心情更愉快、更平静，还能培养出"个人兴趣，从表情也看得出他们的身体已经放松下来"，而一切的改变都源自"微笑训练这个巧妙的理论"。弗吕米桑让病患学习微笑，他认为患者的心态将配合面部表情进行自我调节。此论点便是饮食心理学的早期理论；弗吕米桑预期饮食心理学终将"激发我们对肥胖者精神再造的所有努力"。

大多数医师，如韦布－约翰逊医师，对心理学的运用比较没有建设性。心理学对他们而言更像责打病患的棍子，简直就像是在告诉减肥者"发胖很可耻"。曾担任洛杉矶加州妇女联盟（California Federation of Women's Clubs）公共卫生委员会主席，也是减肥书籍作者的露露·亨特·彼得斯（Lulu Hunt Peters, 1873～1930）医师肯定就抱着这种想法。彼得斯医师因其在 1920 年代非常受欢迎的报纸专栏而走红，深受读者喜爱，1918 年上市就迅速热卖的畅销书《节食与健康暨卡路里之钥》（*Dieting and Health: With Key to the Calories*），在 1939 年时据说至少已发行到第五十五版，并销售了二百万册。此书成为后续减肥书籍的典范，主打女性读者市场，又加入个人见证以及除皱等美容技巧。彼得斯医师对读者说："我想不通为何身材苗条会有人不要？比把衣服改小更令人开心的事我至今还没遇过。"

彼得斯医师终其一生都在与"过度顽强的赘肉"奋战。她最胖时体重据说高达 100 公斤，还声称以自己的减肥法瘦下 32 公斤。她记得小时候曾有人安慰她，只要长大成人，就能摆脱婴儿肥，拥有优美曲线，然而她结婚时却有 75 公斤。后来她在 1924 年出版了史上第一本专门为儿童计算卡路里的著作《儿童（与成人的）减肥书暨热量指南》（*Diet for Children [and Adults] and the Kalorie Kids*）。令人讶异的是，今日居然还有出版社继续推出儿童减肥书籍，保罗·克雷默（Paul Kramer）2011 年写的《玛吉节食记》（*Maggie Goes on a Diet*）即为一例。

根据彼得斯医师的说法，四分之三的美国成人都胖到可耻的地步。肥胖在美国不仅是全国性问题，还是邪恶的罪行。至于瘦身减肥则象征心灵与身体的力量：瘦身需要自制力，需要承诺，减肥者还必须自我警惕。彼得斯医师的节食宣言本身带有国族主义与宗教狂热的色彩：她把许多美国人在体内囤积食物的举动，比喻为战争时囤积食物的罪行。她支持"反德意志皇帝体重控制课程"，参与课程的人必须在众目睽睽下称体重，要是没瘦下来还会被罚款，所得款项则捐赠给红十字会。此外，彼得斯医师这本《节食与健康暨卡路里之钥》的书名，其实是仿照基督教科学会（Christian Science）创办人玛丽·贝克·艾迪（Mary Baker Eddy）1981 年的著作《科学与健康暨解经之钥》（*Science and Health with Key to the Scriptures*）。

然而，对于身为圣公会教徒的彼得斯医师而言，认识卡路里才能带来最终的救赎。她自诩为第一位建议美国民众以计算卡路里作为增重或减肥方法的专家。她的"卡路里之钥"是一长串食物列表，表上的每一种食物分量均相当于 100 大卡的热量。彼得斯医师认为减肥的道理很简单：吃太多与运动量不足的人之所以变胖，主要是出自于无知，而非过度放纵或懒惰（但她也同意部分患者的肥胖成因是甲状腺问题，只要治好甲状腺的症状就能治愈肥胖）。彼得斯医师将胖子区分为代谢反应可快速燃烧脂肪的人，与无法快速燃烧脂肪的人。新陈代谢缓慢的人就算只吃一粒鸟饲料都可能变胖。彼得斯医师指示减肥者"从今以后必须依照卡路里进食。减肥时不能说一片面包或一块派，而要说 100 大卡的面包与 350 大卡的派"。每天 1200 大卡的减肥餐，就表示减肥者得以摄取 12 单位 100 大卡的食物。彼得斯医师的饮食系统是以理想体重为基础，而理想体重的算法是算出身高超出 5 英尺（约 150 厘米）的部分为几英寸，将这个数字乘以 5.5 再加上 110 即可[1]。这个公式的目的在于算出一个"正常"女性的理想体重，而减肥者应摄取的热量，则取决于实际体重与理想体重之间的差距。女性的身材体形就此成为自我价值的代号——而这个目标我们至今似乎仍旧未能摆脱。

计算卡路里在 1920 年代的美国是件大新闻，但欧洲人对此却持保留态度。法国的弗吕米桑就宣称计算卡路里的理论并不正确，还会让减肥者冒上因长期饮食不足导致内脏下垂、体力衰弱的风险。根据弗吕米桑的说法，卡路里减肥法虽然听起来很诱人，但实际上却非常荒谬，效果也只是一时。不过许多人相信美国的富有阶层正受到营养过剩的危害，这个现象将不利于社会进步；他们也相信，最需要接受减肥治疗的并非穷人，而是这群有钱人。极具影响力的美国农业化学家阿特沃特（Wilbur Olin Atwater, 1844～1907）认为，资源过剩使美国人毫不讲究饮食，他们以过大的分量喂食自己。阿特沃特出访德国时，对卡尔·沃伊特（Carl Voit）与鲁伯纳（Max Rubner）的卡路里测量研究十分着迷，1890 年代回到美国后，他便为美国农业部（Department of Agriculture）编制了一本手册，手册中收录了一份标准饮食成分表，将新式饮食概念——蛋白质、碳水化合物、脂肪的相关信息——介绍给美国民众（特别是家庭主妇）。卡路里的观念科学

1　此理想体重之单位为磅。

家在过去已经研究了好一段时间，像英国科学家弗兰克兰（Edward Frankland，1825～1899）就从事食物能量的研究；随着这本手册问世，卡路里的观念也因此普及。

阿特沃特与一位物理学家同事共同打造了阿特沃特－罗莎（Atwater-Rosa）热量仪。这台仪器可计算受测对象各种活动的新陈代谢率与热量，并借此得知食物摄取与能量消耗的平衡点。阿特沃特等人的目标并不只是研究能量及新陈代谢，他们还希望能改善劳工阶层的饮食水平。阿特沃特的研究在接下来几年间越来越受到重视，除广受社会大众欢迎——像《妇女家庭杂志》就聘请营养学家定期撰写饮食烹调专栏——也在美国国内发挥实际的政治影响力。阿特沃特唤起美国人对食物热量的意识，推广一种包含蛋白质、豆类、蔬菜、少量碳水化合物的饮食方式，价格较低廉而且更能有效控制体形；此外，计算卡路里也成为营养学重点与数百万名减肥者的生活重心。

波士顿的克拉伦斯·利布（Clarence Lieb）医师亦提倡控制卡路里摄取，但思想老旧的他是利用卡路里来"引发减肥患者对脂肪的恐惧"。利布医师相信过胖是一种疾病，即便他希望破除流行减肥法的迷思，他还是觉得"爱吃的肥胖女性很容易上当，任何减肥方式都会愿意一试"。利布医师1929年的著作《吃喝享瘦：胖子该懂也该做的事》（*Eat, Drink and be Slender: What Every Overweight Person Should Know and Do*）收录全新菜色与100大卡的饮食分量表，但此类减肥书籍依旧在市面上与各形各色的减肥"专家"互争高下。各类冒牌医师仍不停地从想减掉一两寸讨厌肥肉的人身上赚钱。至于那些只能封住汗水、造成皮肤溃烂的橡皮束身衣与瘦脸带等同样老掉牙的肥胖"解药"，也还是有人四处贩卖——不过没什么能比对照减肥前后差异的照片来得更挑动人心。

减肥药中不是含有危险的甲状腺素粉，就是含有其他无效或有毒的成分。卢埃利斯·巴克（Lewellys F. Barker）医师曾就身体激素对体重的影响发表论文，坊间使用减肥药的趋势令他感到忧心忡忡，他指出减肥药"是一条捷径，但不是通往美丽，而是通向坟墓"。有些减肥药丸遭美国邮政（US Mail）禁止，但仍旧可在地方药局取得。另外分析"脂肪分解"配方的官方科学家也发现，成本仅五分钱的沐浴乳居然要价高达 1.5 美金。美国邮政总长（Postmaster General）有权禁止诈骗产品通过邮递寄送（史上只有两笔记录），美国农业部亦可对包裹上之不实产品诉求采取法律行动，但只要产品诉求印在报纸或传单上，联邦法就鞭长莫及了。

冠上花哨名称与价格可观的减肥产品一一问世：女性纤体素（Every Woman's Flesh Reducer）、窈窕瘦身浴（Lesser Slim-Figure-Bath，年销售额两万美金）、菲罗沐浴盐（Fayro Bath Salts，1931 年为止卖了 150 万包）、思莱玛瘦身刷（Slenmar Reducing Brush）与拉玛瘦身皂（每天两三百张订单）。前述产品指示胖子将沐浴粉与沐浴盐加入热水中，每晚睡前泡澡十分钟（但具有瘦身功效的其实只有排汗）。此外，像希尔浮口香糖（Silph Chewing Gum）、史兰德减脂口香糖（Slends Fat Reducing Chewing Gum）与精灵减脂软糖（Elfin Fat Reducing Gum Drops）等减肥口嚼锭都含有泻剂、甲状腺萃取物或商陆等成分。减肥食品也是无所不在：早期有品名动听的"喷泉"（Squirt）瘦身饮料，明显是为了符合"成人口味"所设计；到了1980 年代，极具争议性的跨国婴儿奶粉供应商雀巢公司（Nestle），也以旗下品牌三花（Carnation）推出"Slender"瘦身配方加入减肥战局。过去到现在的减肥食品始终都是以泥状形态贩卖，仿佛把成年男女当作婴儿般对待。

当时市面上还有许多效用不实的"瘦身"面包，成分为全麦、麸质，并添加蓖麻油一类的泻剂。根据威廉·沃尔什（William S.

Walsh）在 1923 年《征服便秘》（*The Conquest of Constipation*）中所计算的结果，每年用于泻剂的花费高达 5000 万美金。适可而止是节制的最好办法，节制是最好的饮食方式，而良好饮食则是最好的医师。《愚弄胖子》的作者克兰普感叹道，"目睹所有减肥的荒谬愚行，只会教人吓得目瞪口呆"。

购买服用减肥药丸、药水的行为或许看似愚蠢，但更令人忧心的是以手术摘除脂肪的减肥趋势，即便直至今日，愿意尝试减肥药与手术的人仍然为数众多。根据备受景仰的癌症病理学家布拉德古德（Joseph Colt Bloodgood，1867～1935）医师指出，所谓的美容外科在 1920 年代还是"医学界的黑社会"。布拉德古德医师在论文《美容手术之可能性与危险性，暨极度肥胖对手术与疾病之危险性》（*Possibilities and Dangers of Beauty Operations, and the Dangers of Excessive Fat in Surgery and Disease*）中，赞许第一次世界大战后应运而生的整形外科，但他认为美容与整形外科天差地远，美容外科在医学界受到质疑，又是"医界精英"嘲讽的对象。其实在涵盖广泛的整形外科中，美容手术不过是非常小的一部分，唯有符合"明显畸形"的条件才得以接受美容手术。（但布拉德古德医师从未明确说明畸形应如何定义，该以谁的标准定义，而丑陋究竟又该由谁判断。）

布拉德古德医师讥讽从事美容外科的医师纯粹是为了牟利。局部麻醉的技术很容易学会，而市场上对美容手术的需求则代表这门行业越来越有利可图。据布拉德古德医师所言，美容外科医师看出有一群受骗上当的人，"为了美容手术，愿意承受痛苦与长期不适，也愿意耗尽家财或取自他人的钱财"。那些因他所谓"外表缺陷"而失去美貌与匀称外表的人——伤疤、肥胖造成的双下巴、乳房过大或过小、下垂的腹部脂肪或肥胖的双足与脚踝，他们愿意支付的花费将远大于手术本身的价值。这些人具有一种"无论是否与医学相关，都很容易上当"的心理特质。美容科医师猎取这类女性，利用她们赚进大把钞票，但这种行径真应该被揭发才是。此外，接受美容手术的病患只能得到短暂的满足感，但不久后对外貌的"执念"又会死灰复燃，使减肥者不是对矫正后的体形感到不满，就是认定身上还有另一处缺陷有待矫正。对整容的需求与提供服务的冷血美容专家都是医学界的问题，而这些问题的矫正方案也得靠医师提供："对于寻求美容外科咨询的病患，最危险之处在于无论是否有其必要性，他们都将接受手术或治疗。"此外也别忘了，尽管前述现象的发生时间点为 1920 年代，今日的我们却仍在争辩同样的议题。

若脂肪真的必须通过手术切除，病患只能咨询最优秀的医师——手术费用当然也必须纳入考虑。手术前病患应通过节食、运动与按摩等方式进行全身减肥。当时肥胖是一项已知的麻醉风险，极度肥胖者的伤口亦比一般人更容易溃烂化脓。他们由于血液循环不良而有脂肪坏死的危险，坏死的脂肪会像乳液般液化，在手术过后的十到十五天左右由伤口流出来。布拉德古德医师不建议患者移除颈部与甲状腺间双下巴或三层下巴内的脂肪，因为这类手术除了对改变容貌无济于事，脂肪无论如何都还是会迅速地再次形成；除此之外，多发性脂肪瘤的发生几率也会增加。手术本身就有留下伤疤的风险，布拉德古德医师认为疤痕非常丑陋，疤痕对 X 光与镭射治疗也无法百分之百产生反应。尽管布拉德古德医师承认"穿晚礼服所露出的肥胖腋窝"相当棘手，他依旧不赞同手术消脂。毕竟他行医三十年来看过不下五千对乳房，唯一的建议就是节食减肥。假使有人请他动手术，他则回答道："除了极少数的例外，我向来都会断然拒绝。"

然而，布拉德古德医师的同事，巴尔的摩约翰·霍普金斯医院（Johns Hopkins Hospital）之首位妇科教授凯利（Howard A. Kelly，1858～1943）医师，却认为某些脂肪的确必须通过手术移除。没有任何裁缝师或束身衣能"消除严重变形下垂的腹部"。凯利医师所进行之腹部消脂手术可能是史上首例。他为需要同时接受其他手术（如疝气手术）的肥胖女性除去腹部一整圈巨大的脂肪组织。1989 年时，凯利医师从一位 129 公斤的女性身上取下将近 7 公斤的腹部赘肉（三年前另一位医师才从同一位女性的乳房移除 11 公斤脂肪）。从女性病患身上切除 10 公斤、15 公斤甚至是 25 公斤脂肪的皮肤与脂肪，对凯利医师而言其实是家常便饭。这些女性为求立竿见影的减肥成效（至于凯利医师所追求的想必是借机大捞一笔），情愿忍受手术风险、疼痛与长期不适，至于天价的手术费用就更不用说了。即使凯利医师保证"不管多难看的"疤痕都不会留下来，他还是承认，长期下来，手术消脂往往因为患者并未节食、运动而失败。

医师对预防癌症与肺结核的倡导已经有长达二十年的历史，但 1920 年代的美国却没有任何社团致力于大众体重控制与肥胖预防，这让布拉德古德医师感到十分奇怪。在这段时期，无论病患是否有减肥意愿，医师总是以高高在上的态度对待他们。提倡极低卡路里饮食的先驱、匹兹堡医师弗兰克·埃文斯（Frank Evans）认为，尽管许多人由衷认为自己食量不大，"怀着一线希望提到内分泌问题导致肥胖的可能性"，还是必须有人提醒他们，脂肪是一种"具体物质，任何内分泌腺体都没有开孔可让脂肪趁隙而入，脂肪不会经由摩擦穿透皮肤，不会以视线的形式从眼睛进入体内，更不会化为声音从耳朵钻入"。内分泌系统没办法无中生有，我们也不能指望人类会为自己负责。

20 世纪 30 年代初期的美国处于经济大恐慌之中。在这个经济危机、失业、饥贫交迫的年代，医学界对于美国饮食的兴趣也越来越浓厚。战争间期的英国也不例外。尽管有钱人将所有瘦身食物、书籍与道具一扫而空，穷人的饮食却乏善可陈。当时的人亦不认为上流阶级特别容易发胖。真正受肥胖问题困扰者，其实是生活静态又愈发富裕的中产阶级。伦纳德·威廉斯医师在著作《肥胖》中曾以遗传与社会变迁来解释这个现象：身材高挑苗条的贵族，其"祖先世世代代都不需囤积脂肪"；反观"暴发户与新兴资产阶级的形象总是脖子粗短，还有个水桶肚——不过这些人通常就是这副模样"。威廉斯医师对中产阶级的成见还不止如此。威廉斯医师的主张类似1890年代的克拉克斯顿，他们认为做太太的应该为中产阶级的男性肥胖负起大半责任。这些太太为了让丈夫变得随和、听话、不挑剔又不精明，便以过量的食物喂食丈夫。这些丈夫的身材从三十多岁开始走样，"这项邪恶的工程"又在五十岁时"到达高峰"。减肥专家克里斯蒂（W. F. Christie）的炮火也瞄准"富裕的"中产阶级已婚妇女。克里斯蒂由病例分析发现肥胖具有性别差异：在184位肥胖患者中，女性所占的比例为75%。克里斯蒂表示："我们不该听天由命地容忍身上长出多余的脂肪，也不该利用裁缝手艺隐藏肥肉。""文明社会中每位成员的义务"就是历行减肥，摆脱因过度肥胖而衍生的社交、体能与寿命缩短等问题。根据威廉斯医师的说法，肥胖是一种"无情的寄生害虫"，肥胖令人厌恶，又导致病痛与堕落，而自我放纵与贪婪则是肥胖成因——因此罪犯、侵吞公款者或同性恋中有许多人都是胖子。

话虽如此，最新的女性瘦身潮流肯定也不是什么好事——而且性观念扭曲：瘦身的目的并非吸引"健康的正常男性"，而是"讨好无赖与同性恋的伎俩"。饮食节制乃安康长寿之道。过分节食的人将背离常轨，过度放纵者则会提早死亡，套句克里斯蒂的话来说，"被大量牛肉汁及牛奶冲入棺材的人，比被病痛折磨致死的人还要多"。克里斯蒂的说法与16世纪政治人物的怨言如出一辙：死于暴饮暴食的人数，比起死于瘟疫或刀剑下的人还多。20世纪初期与如今的我们大同小异，对于现代化都市生活中过度文明的恶果，都感到焦虑不安。

　　肥胖的共犯乃是中年男子与其贪念，女性与其虚荣心，以及颓废的无知穷人。道德谴责渗透至社会的各个层面，所有肥胖又活动不足的人都辜负了他们的故乡与大英帝国。在新成立的卫生部担任医疗总长的乔治·纽曼爵士（George Newman，1870～1948）曾强调，第一次世界大战被征召入伍的下层阶级，其健康不良的原因并非贫穷，而是无知与缺乏自制力（尽管众所周知的是，劳工阶级的女性往往把自己那份食物让给其他家庭成员与赚钱养家的人）。纽曼爵士坚信，公共卫生改革必须由个人生活的改革做起，并奠基于节制、卫生与良好的习惯之上；此外，他也相信良好的生活习惯是国民对国家的头号贡献，也是"大英帝国的首要资产"。1926 年时纽曼爵士指出饮食过量、不当饮食、空气污染与缺乏运动，为国家沦丧埋下危险的种子。他在1931 年时又表示，尽管某些人的确不得温饱，但还是有许多人"吃太多——他们的身体还来不及休息，就得塞下更多食物"。纽曼爵士认为健康只能靠自己，"假使全民皆重视身心保健，让身心德行维持在最佳状态，国家就能富强太平。健康代表规律的生活……每位成人都必须自我约束，自我锻炼（或接受操练）……也必须熟知并实践这种生活方式——其精髓就包含在'了解自我，凡事但求中庸'这句希腊格言里"。

　　当时的社会在焦虑之余，亦兴起一片讲求个人纪律、节食与运动的身体文化，其中包括日光浴以及赋予时下男女更多穿着自由的时尚风格转变。健美身体形象出现的同时，优生学越来越受到各界重视，对种族退化的畏惧也卷土重来。政府当局进行民众教育，鼓励大众在卫生习惯、自律、个人责任以及公民义务等领域自我加强。1920 年代许多新成立的协会与压力团体纷纷出现，如连恩（William Arbuthnot Lane）爵士所创设之新健康协会（New Health Society）。该协会成员包括伦纳德·威廉斯医师，1933 年出版的畅销书《胃肠调养指南：肥胖与便秘的治疗》（*The Culture of the Abdomen: The Cure of Obesity and Constipation*）之作者霍恩布鲁克（Frederick Hornibrook，1877～1936)，与其夫人艾缇·劳特（Ettie Rout)。1925 年时专门为女性读者撰写的著作《性与运动：运动与妇女性生活关联性之研究》（*Sex and Exercise: A study of the Sex Function in Women and its Relation to Exercise*）亦出自艾缇·劳特之手。霍恩布鲁克著作的中心思想在于理想体态的维持，反映当时崇尚希腊美学的热门风气。他表示，史上从没有任何一种美感是"以肥胖所塑造的"。"丑陋、笨拙的肥胖身体"随处可见，令他相当厌恶；肥臀大腹的胖子将"蹒跚笨重地过一辈子"，也让他觉得十分可悲。其著作《胃肠调养指南》受到医学界大力推荐。书中并未提及卡路里概念，但提倡一套每日七分钟、以毛利（Maori）舞蹈为基础的腹部体操，另外他还建议读者可随时练习让小腹肌肉规律收缩、用餐细嚼慢咽、多喝水、适量饮食，并"活化肠道"。

艾缇·劳特认为，消化器官健康就能拥有良好的生殖功能，因此她为女性改造了一套减肥方案。她的著作《性与运动》在 1934 年重新出版，并更名为《站起来，瘦下去：女性瘦身操，亦收录一个章节探讨减肥及预防便秘的食物选择》（*Stand Up and Slim Down: Being Restoration Exercises for Women with a Chapter on Food Selection in Constipation and Obesity*）。此书主张，只要进行腹部、骨盆腔与臀部运动，再搭配高纤饮食，就能拥有苗条美丽的身材。这套瘦身法则也能让性行为、怀孕、分娩的过程更为顺利。女性毕竟是"种族之母"。1930 年所创立之知名体育组织"妇女健美联盟"（Women's League of Health and Beauty）与其他同性质团体，亦在其他地区推广类似的"种族健康"概念。

健美的女性体格随着时尚风格改变与美容文化兴起而开始流行。理想女性体态不如过去肉感，腰身更直了些，多了几分肌肉线条，臀部也较以往宽大。霍恩布鲁克曾写道，妻子艾缇·劳特是他见过唯一符合此般"米洛的维纳斯"（Venus de Milo）身材标准的女性。强而有力是女性美的重要因子。他谴责流行减肥法让女性陷入健康危机，搞得她们精神虚弱，仿佛上个世纪那些接近残废又极端女性化的挑食者。霍恩布鲁克主张，过度节食的人不仅损害健康，更逃不过丧失美貌的命运。过分节食使女性骨瘦如柴，"郁闷的苍老容貌爬上皱纹"，即使"再浓的妆也藏不住"。不过《英国医学期刊》忧心忡忡地指出："多年来以束腰伤害健康的女性，是不可能由于这一点顾虑，就打消她们瘦身的念头。流行的影响力将胜过一切。"

无论是女性本身的期望，或社会对女性的期望，都在战争期间出现转变，也在时尚潮流、美容产品与广告中反映出来。然而社会上弥漫着对女性转变的恐惧与反弹，另一方面，对女性角色的焦虑与女性特质的构成元素等议题也不断浮现。冲突不仅显现于大众文化中——科学也在挑战女性化特质，企图制造可雕塑身材曲线与影响行为表现的药物与人工激素。这段时间市场上出现大量电影、广播、报纸、杂志与广告牌，对两性传达同样莫衷一是的信息，这些信息都是在对抗贪婪傲慢等罪行所引发的普遍潜藏焦虑。在政治、公关、科学与虚荣心的通力合作下，最新的"瘦身热潮"无疑将支配整个西方世界。

第七章

半个葡萄柚与两颗橄榄

　　节食在 1930 年代已经相当普遍。1931
年，卡内基营养实验室（Carnegie Institute's
Nutrition Laboratory）主任弗朗西斯·贝内迪
克特（Francis G. Benedict）表示，"时人热衷
减肥，连生理学、医学或营养学讲师都不得不
在讲课时使用'减肥'一词，好让昏昏欲睡的
学生瞬间变身为热血沸腾的热情分子"。另外，
性格演员路易斯·沃海姆（Louis Wollheim）
也在同一年，为了争取演出电影《头条新闻》
（*The Front Page*）中的角色，一个月内减肥 11
公斤后病倒身亡[1]。美国最受欢迎的爵士乐团团
长保罗·怀特曼（Paul Whiteman，埃林顿公爵
[Duke Ellington] 称他为"爵士之王"）为了追
求他第四任也是最后一任太太，在一年内减掉

―――――――――
1　路易斯·沃海姆死于胃癌。

51公斤。1933年他出版著作《怀特曼的重担》（*Whiteman's Burden*），并将此书献给"全球2400万个胖子"。至于同年的英国，医学期刊《柳叶刀》则告诉读者，"街头巷尾没有比减肥更热门的话题"。1936年时，当红的美国营养学家维克多·林德拉（Victor Lindlahr）在广播节目中主持"瘦身派对"，吸引了全国各地2.6万人参加。林德拉1942年的减肥书《人如其食》（*You Are What You Eat*）热销将近一百万本，光是他的减肥广播节目，就能收到3.5万封听众来信。人人脑中想的都是肥胖，无人不担心变胖，无人不节食减肥。

克拉克斯顿（Ernest E. Claxton）医师在1937年的著作《减肥：节食与菜肴，另收录露西·伯德金食谱》（*Weight Reduction: Diet and Dishes, with Recipes by Lucy Burdekin*）中指出，当下的减肥热潮都得归咎于现代文明。此书由于遥遵古老观念中肥胖与堕落间的因果关系，获得《柳叶刀》的热烈好评。尽管克拉克斯顿医师毫无凭据，但他主张高贵的原始人中从未出现过胖子，肥胖问题在史前时代起源于狩猎到定居的生活形态转换："递嬗数百世代的千年光阴为人类体格带来转变。"他假借演化学说推演所得的结论是，人体的某些器官与腺体已经萎缩退化；这种转变伴随着大脑与其他身体部位活动增加，来迎合人类生活中的新需求，最后创造出背负着遗传诅咒的胖子，并免不了成为"更幸运的同伴们感兴趣与议论纷纷的对象"，仿佛胖子是演化过程中某种可笑的失落环节。

克拉克斯顿医师的减肥计划采取渐进式的预防手段，目的是为了教育社会大众，但其中有些假说却毫无科学依据。他所认知的卡路里或食品营养价值是可得自于食物的能量。他要求减肥者在正餐时维持正常食量，但必须确保饮食内容皆为低热量食物。唯有热量摄取低于身体能量需求，体重才可能减轻。他急切指出，"瘦身减肥餐"未必需要严格的饮食限制，也用不着难吃到味如嚼蜡或难以下咽的程度，但减肥者务必铭记在心的是，"减肥成功的秘诀在于减肥者本身愿意遵守饮食纪律，贪图减肥捷径只会害了自己"。节食成功的必要条件在于持之以恒、暗中进行、意志力、服从与纪律。他很有创意地引述圣保罗训示："放下各样的重担，脱去容易缠累我们的罪"，并将这段话的用意解释为反贪食和肥胖。人要胖起来再容易也不过，但想修正这个问题却没那么简单——因此即便减肥者在节食还没开始前就感到挫败，也是情有可原。

克拉克斯顿医师认为肥胖的缺点难以计数，但最凄惨的莫过于成为众人笑柄。为了凸显自己比其他减肥专家略胜一筹，克拉克斯顿医师问道："为什么有人会嘲笑胖子，或看到胖子就想笑？"如今会因为"外表缺陷"而遭到取笑的只有胖子，想当年，"举凡侏儒、巨人、驼背、瘸子、瘦子、胖子等各种有缺陷的人"都能被当作天大的笑话。不过可惜的是，克拉克斯顿医师依然摆脱不了嘲笑胖子的心态，"不得不承认，胖子不分男女看起来都很滑稽"。他推测，胖子之所以好笑或许是由于身体比例不匀称，也或许是胖子五官的相对位置与脸部皱褶看似是笑容，因此人人遇见胖子都会报以"微"笑。不过整体看来，他觉得更可能是因为肥胖的身躯本身有失庄严，那种稍微丑陋的容颜实在令人"忍俊不禁"。胖子通常很有趣，但他又不禁思索道："这些人是因为胖所以有趣，还是因为有趣才胖起来呢？"克拉克斯顿医师主张，人的生理与心理构造"与内分泌组织能否有效运作关系密切；许多个性幽默的人多少都有点胖……身为胖子处境特别不利，很少有人会把胖子认真当一回事"。

克拉克斯顿医师并不是唯一抱持这种想法的人。美国的菲什拜因医师认为个性是导致体重增加的关键因素，但胖子脾气好这个假设却可能错得很离谱。菲什拜因医师的报告指出，体重过重的人有高达六成表示自己容易激动又神经质，却只有一成认为自己冷静不情绪化。

菲什拜因医师助长读者对胖子的成见，他建议读者想想："要是你正好认识一个容易激动的胖子，就会了解他们看起来比容易激动的瘦子更情绪化……个性对减肥并不重要，但从减肥者的意志力来看，假使他们正在进行有严谨科学依据的减肥餐，个性就是减肥的成败关键。"

克拉克斯顿医师在书中写道，曾有人提过文明种族的坟墓是用牙齿挖出来的。他提醒读者，人人都不该遗忘肥胖肯定有其源头，并问道："肥胖要不是来自食物，那又来自何处呢？"人必须了解营养摄取与热量消耗间的关联。肥胖与正常食量的概念会因各人状况出现很大差异，因此某些胖子其实有长期饮食过量的现象。有些减肥者生性容易紧张，他们喝大量冷水或从事剧烈运动，这种做法不仅对身体弊多于利，还让他们感到更饥饿、更疲惫，食量与体形也因此随之增加。胖不仅在社会上受到厌恶，也被专制的时尚潮流所痛恨。据克拉克斯顿医师推测，另一个瘦身的常见原因是"胖子不仅在衣着上处处受限，家具的选择亦然"。肥胖在许多方面都要付出很大的代价：就像"在拥挤的交通工具上找出空间的难处，只有亲身经历才能体会"。此外，胖子想买保险也是困难重重。某些体重过重的公民会被天花乱坠的报纸广告所说服，购买不知名专利药物来试用，限制饮食摄取，到最后还害得自己染上重病。克拉克斯顿医师特别警告读者切莫服用甲状腺药物，并务必向医师咨询适当的减肥方式。减肥者应随身携带方糖，一旦有昏眩感即可服用，他们亦须食用大量蔬果，吞服少量液状石蜡[1]，以预防便秘。

克拉克斯顿医师特别推荐牛奶香蕉减肥餐，这套简单的减肥方式是由一位美国医师哈罗普（Harrop）所设计，为期7～10天，以香蕉与脱脂牛奶为主要营养来源，可与一到两顿低卡正餐交替着吃，或全

1　泻药的一种。

程只吃香蕉喝牛奶。减肥者每日可摄取总热量768大卡的六大根熟香蕉与四杯脱脂牛奶，亦可再吃几种如清汤、麦麸饼、结球莴苣或绿色蔬菜等低热量食物。克拉克斯顿医师很贴心地附注："本减肥法对不爱吃香蕉的患者未必适用。"

克拉克斯顿医师列出九大"减肥守则"，无论采取任何节食减肥法皆适用：

确定达到理想体重所需的卡路里摄取量，减肥者的工作形态与每日能量消耗也必须纳入考虑。

决定采取何种减肥节食法。减肥者可考虑以下五种节食方式：

饥饿节食法。

基础代谢节食法——只摄取身体在休息状态下所需的最少食物分量。

保养节食法——摄取可达到理想体重所需的足够食物分量。

渐进式保养节食法——所摄取的食物分量一开始足以维持目前体重需求，但逐渐减少至保养节食法的食量标准。

限制摄取特定食物类型——轻度肥胖者适用的节食法：避免摄取脂肪、糖分与过量的碳水化合物。

医师所指示的减肥计划必须坚持到底，贯彻始终。糖分、甜食或任何酒类饮料的摄取量必须维持在每日热量上限之内，但能完全戒口最好。

避免盐、酱汁或可增进食欲之调味料。

充分运动。快走、高尔夫球、网球、划船、体操等运动皆可，但要小心的是，别因为运动量增加而饮食过量，反倒抵消运动的减肥成效。

不可睡太久（须经医师许可）。

每日洗冷水澡（须经医师许可）。

细嚼慢咽，少量多餐会更有饱足感。

称体重，并注意不可减肥过度。

　　克拉克斯顿医师承认，某些因素的确不利胖子减肥，如年纪、疾病、酒精、生活在热带地区、更年期与内分泌问题等因素，都使减肥变得更加困难，而女性又比男性更容易体重超重。如前所述，在 19 世纪末期，体内各种腺体的功能与内分泌萃取物一直是热门的科学研究主题，并在 20 世纪的前十年造成轰动。内分泌萃取物被当成长生不老药销售给社会大众，最后更以瘦身特效药之姿出现在大多数减肥书籍中。列耶尔（C. F. Leyel，1880～1957）夫人在 1936 年的著作《饮食常识》（*Diet and Commonsense*）中将内分泌问题视为体重困扰的源头，而治疗体重困扰则须经由药物治疗。列耶尔夫人写道："体重过重不仅造成身体不适，更有害健康，因为过胖可能代表人体内分泌系统失调，亦可能是缺乏铁或钠。"拜现代科学之赐，列耶尔夫人才能对读者保证，现代人不需要为肥胖所苦，肥胖也不用再被当成中产阶级生活中的必要之恶。身材一辈子苗条的人，其甲状腺或脑下垂体通常都有过度活跃的现象，因此如今可借由服用内分泌萃取药物或特殊饮食刺激甲状腺或脑下垂体分泌，达到减肥效果。

　　列耶尔夫人不曾提及自己是否服用过内分泌萃取物，但她的确曾利用"好莱坞减肥餐"（Hollywood Diet Sheet）成功瘦身，也将这套减肥餐收录在她的著作当中。这套十八天的减肥计划几乎会让人饿到前胸贴后背。举例来说，好莱坞减肥餐的前三天内容如下：

第一天

早餐：葡萄柚半个、蛋一个、薄吐司脆片一片。

午餐：小黄瓜六片、茶或咖啡。

晚餐：蛋两个、结球莴苣半颗、番茄一个、葡萄柚半个。

第二天

早餐：柳橙一个、蛋一个、薄吐司脆片一片。

午餐：结球莴苣、茶。

晚餐：烤牛排（不淋酱）、番茄一个、结球莴苣半颗、葡萄柚半个、茶或咖啡。

第三天

早餐：葡萄柚半个、小黄瓜六片。

午餐：蛋一个、结球莴苣、茶或咖啡。

晚餐：羊排一片（烹调前先去除肥肉）、蛋一个、樱桃萝卜三个、橄榄两颗、葡萄柚半个、结球莴苣、茶或咖啡。

即使到了第十八天，这套减肥餐不仅丝毫没有松懈，反而看似更加严格了。第十八天的饮食内容只有一个蛋、两个番茄、半个葡萄柚与咖啡，晚餐则是一尾烤鱼、另外半个葡萄柚、更多的咖啡与些许水煮菠菜。

罗丝·西蒙兹（Rose M. Simmonds）女士在哈默史密斯（Hammer-smith）与伦敦等地的医院担任护理师及营养师。相较之下，她的减肥方式稍微有科学依据一些。她在 1931 年的《饮食手册》（*Handbook of Diets*）中强调，减肥者在查明标准体重过后应测量身高，确定年龄并参照饮食摄取表。饮食规划依照标准体重计算，每 6 公斤体重需要至少 85 克蛋白质，接着再加上碳水化合物与脂肪摄取量，计算出每日所需之总热量。西蒙兹女士认为，这套饮食可让减肥者在两个月内瘦下 12～30 公斤。在减肥餐规定的饮食之余，若减肥者仍觉得饿，则可吃更多水果与蔬菜沙拉，但绝不可吃糖、油炸物或淀粉类食物，因为胖子只要一吃这些东西体重就会大幅上升。减肥者的体重若接近标准值，便可在饮食中逐渐增加面包与马铃薯的量。西蒙兹女士还安慰读者，大部分的人一段时间不吃糖之后，就完全不会想再吃甜食。另外，与克拉克斯顿医师不同的是，西蒙兹女士严禁减肥者吃香蕉，她的减肥餐内容如下：

早餐
茶及五汤匙牛奶。
两个蛋、一片鱼或一片薄培根。
一片"Vita Weat"苏打饼。
半个核桃大的奶油。
113 克的新鲜番茄或任何新鲜水果。

中餐
瘦肉或奶酪适量（约 85 克）。
一大盘绿色蔬菜或沙拉。
一小个苹果、柳橙、梨子或葡萄柚。
一片"Vita Weat"苏打饼。

下午茶
茶及五汤匙牛奶。
一个蛋。
一片"Vita Weat"苏打饼。
半个核桃大的奶油。

晚餐

蒸鱼适量（约 170 克），或是瘦肉及奶酪。

两个核桃大小的奶油。

一大盘绿色蔬菜或沙拉。

一小个苹果、柳橙、梨子或葡萄柚。

一片"Vita Weat"苏打饼。

　　西蒙兹女士减肥餐的每日热量摄取约为 1168 大卡。她为成长中儿童所设计的减肥餐则约 1342 大卡，并包含更多蛋白质。她主张大多数人的肥胖成因都是饮食过量，特别是吃太多碳水化合物。根据她的经验，肥胖患者的解释多半不外乎食量非常小，又从来没能好好饱餐一顿，但经进一步询问后，她发现部分肥胖患者往往在做饭过程中试吃食物，一天下来也因此摄取了不少多余的热量，另外还有些人不是极度爱好甜食，就是饮食中含有大量面包及马铃薯。

　　为了说明这个现象，西蒙兹女士举一位二十五岁、体重 89 公斤的年轻女性为例。这位女性尝试过包括甲状腺疗法等多种减肥方式都不见成效，因此来到伦敦医院[1]（London Hospital）的营养科门诊。后来发现，虽然该病患认真遵守医师的减肥指示，每天吃 450 克巧克力的老习惯还是没有改掉。在同意戒掉巧克力后，六个月之内她便瘦下 19 公斤。另一个成功案例则是一位十六岁的男孩，体重 133 公斤的他被送入新陈代谢内科病房接受减肥治疗，但在这之前他其实已进出医院数次，体重却仍然纹丝不动。后来院方才发现，原来这个男孩每天都要吃 450 克的酸糖果。为了把他吃糖的习惯戒掉，这个男孩被送入新陈代谢科病房住了六个礼拜。等到出院时，他的体重剩下 112

1　今日之皇家伦敦医院（Royal London Hospital）。

公斤，也就是说，自从住院以来他已经瘦了不止 20 公斤。他在住院期间的每日饮食内容为 57 克的碳水化合物、85 克的蛋白质与 57 克的脂肪。他的体重在减肥九个月后只剩下 71 公斤，因此医师在他的每日饮食中增加 470 毫升的牛奶与少量面包。减肥两年后，这个男孩已恢复正常食量，也没有复胖，不过他依旧必须随时注意糖分的摄取量。根据西蒙兹女士的记录，该男孩在整个减肥过程中都不曾服药，也只从事轻度运动。

除了肥胖，西蒙兹女士也在书中讨论另一个极端：厌食症饮食。她提到厌食症病患"由于种种因素，即便食物再怎么少也不愿意吃"。在伦敦医院，（瓦克酥之外的）任何食物都是以流质状态供应，并且"两小时喂食一次，有时候还因为需要夜间喂食而唤醒病患"，听起来仿佛与喂食婴儿没两样似的。这种治疗方式由于剥夺了患者进食的个人责任，很可能导致他们心智退化：厌食症患者摄取极少量食物时必须由护士从旁监督，医师才能得知病患的确切食量。患者除了饮用流质食物外没有其他进食方式。

就 1930 年代的医学观点而言，过度肥胖的成因不仅很难界定，还是一项非常私人的议题，只有在损害健康时才会真相大白。悉尼大学的查尔斯·兰比（Charles Lambie，1891～1961）教授在 1935 年的《英国医学期刊》中表示，对肥胖的审美标准往往流于个人喜好或"任凭流行宰制"。兰比教授亟欲将肥胖视为医学议题，他解释脂肪累积到某个程度就会妨害身体运作并衍生症状，假使某人因脂肪过多而衍生任何痛苦、不舒服，安适感受损，或享受生活的能力降低，便可称之为过胖。兰比教授说明，医师必须将过胖视为外貌缺陷，视为疾病或一种"病兆"。肥胖终将阻碍心脏与呼吸功能，削弱人体对抗疾病的能力，对生命造成威胁。即便肥胖本身并未对身体造成伤害，肥胖依旧是许多疾病的特色，正如保险公司的生命表数据所示，其中某些疾病还可能让人寿命缩短。话虽如此，保险公司的生命表是建立在常态分布的基准上的，而非疾病的判定准则；兰比教授又表示，对人进行随机抽样并不能真正算是一种好的衡量方式。假使抽样时已事先依体格分类，原本异常的个体看起来就会比较正常，也就是说，一个人的"正确"体重应该多少与其体形相关。兰比教授希望强调的重点是，若正确的体重观念更广为人知，许多人就用不着盲从均一的体形标准，无论这个标准是来自理想体重公式或流行走向都无所谓。

兰比教授的论文《肥胖之病原与新陈代谢》（*Obesity: Aetiology and Metabolism*）在往后数十年间一直是该研究领域的重要先驱。他表示，脂肪首先在小肠中分解为可构成肥皂与甘油的脂肪酸，但在通过小肠肠道的消化过程中，这些脂肪酸又会再度合成为脂肪。碳水化合物供应了正常饮食中约三分之二的热量，故很可能是体脂肪的主要来源，不过兰比教授认为蛋白质在某些情况下也可能成为脂肪。人之所以肥胖全都是因为能量摄取大于身体需求——身体必须将过多的食物储存下来，而储存的主要形式就是脂肪。热量摄取长期超过能量消耗，打乱能量平衡而导致肥胖，是很合理的假设。会对基础代谢率（身体休息时所消耗的能量）造成干扰的因素包含甲状腺素、二硝基酚等药物，疾病，以及情绪状态，特别是容易发愁的个性。然而兰比教授并不认同人上了年纪就会变胖的说法。他认为习惯懒散或从事静态工作的人比较容易肥胖，他的许多病患也是在无法行动自如之后开始发胖，像是生病或怀孕——因此兰比教授推测，这些因素正可解释妇女肥胖几率较高的现象。然而懒散往往其实是因肥胖导致活动量减少的后遗症。

总之，对胖子而言，节食减肥比运动减肥容易（何况运动过量还可能刺激食欲或伤害身体）。兰比教授很清楚，的确有些人食量很大又处于静态的生活模式，但如何都胖不起来，另一些食量很小、生活形态活跃的人却越来越胖。这个现象显示肥胖问题其实很复杂，绝不只是调整饮食就可改善。水肿（可能是甲状腺分泌不足）、新陈代谢较慢或是预估与实际热量需求间的落差，都可能是肥胖成因。尽管身体能通过限制吸收、排泄、增加活动或燃烧热量来应付过剩的热量摄取，肥胖依旧是过度进食、过度储存或所谓的"过量"问题。大约在七十年后的 2006 年，《农业与人类价值》（*Agriculture and Human Values*）期刊中的一篇文章，将"过量消耗"（luxus consumption）重新定义为浪费食物、过度进食与体脂肪储存过剩。换句话说，在今日的认知中，饮食过量是一种带有严重环境及个人成本与后果的社会现象。

兰比教授认为，大部分的人经常会由于暴饮暴食而吃下比身体所需更多的食物，不过在大多数情况下，人体与生俱来的体重调节机制都能有效调节新陈代谢率。1935 年时，平均自食物所摄取的热量约为每人 3400 大卡（据阿特沃特统计），但身体所需的能量只介于 2500～3000 大卡之间，故每人的热量摄取皆多出 400～900 大卡不等。不过胖子在当时的整体人口中只占很小一部分，因此过量消耗的定义因人而异正可解释胖子与瘦子的体重差别。兰比教授主张，没有证据显示胖子无法有效燃烧脂肪，也没有证据支持其肝脏无法顺利将脂肪转换为适合氧化的形态，此外胖子在燃烧碳水化合物的身体机能上亦没有特殊缺陷，因此最可能导致肥胖的元凶，就是过量消耗与储存过剩。

1937 年，菲什拜因医师在伦敦及纽约出版了名为《饮食与健康》（*Your Diet and Your Health*）的第二本畅销减肥书。菲什拜因医师将此书献给夫人安娜，"在我们婚姻早期有她的厨艺，晚期则有她在相关领域的研究，使我的体重与胃口陷入永无止境的天人交战中"。大多数减肥书籍的作者，如柯尔纳罗、切恩与班廷，本身都曾对抗过体重问题，而某些作者又比其他人更热衷于打击肥胖，倡导减肥。

菲什拜因医师写道，人在一生七十年间所摄取的热量是体重的1400 倍，相当于超过 90000 公斤的食材，其中包含了 6000 条吐司、3 头公牛、4 头小牛、8 只野猪、4 只羊、300 只鸡、75 只鹅、100 只鸽（不吃鸽子的人则以其他食物取代）、2000 条大鱼与 3000 尾的沙丁鱼、比目鱼和鲱鱼。人一生中也会吃下 4000 公斤的马铃薯、5400公斤的其他蔬菜、6300 公斤的水果与 5600 升的牛奶。菲什拜因医师认为，若是德国人还有可能喝掉 14000 升的啤酒。除了前述食材，人一生中还会消耗 11000 升的咖啡、450 千克的盐、5000 个蛋、3600公斤的糖、900 公斤的奶酪、9400 升的水，以及"大量美味小点"。这份没完没了的食物清单，让人不由得想起吉莉恩·麦基思 [1]（Gillian McKeith）在她索然无味的电视节目《人如其食》（*You Are What You Eat*）中，列出肥胖受害者一周下来令人看了不舒服的饮食内容。麦基思会如此安排，肯定是想制造出"让潜在减肥者感到恶心"的类似效果。

菲什拜因医师在此书中依然不改其直言不讳的风格。他估计，从事大量劳力工作的人每天约消耗 4150 大卡，一般劳动者则消耗 3400大卡，坐办公桌的上班族每天需要 2700 大卡，至于每天睡到日上三竿，下午打打桥牌、听场日间音乐会，晚上也没跳多少舞的贵妇，则每日只需要 2450 大卡。也难怪成天读八卦小报，咯吱咯吱吃着巧克力的贵妇，身上所长出的脂肪会远超出菲什拜因医师所谓"丰腴圆润"的程度。不仅如此，这些女性很快就会发觉，"一圈圈脂肪堆积在原本不该出现的地方，一道道忧愁的皱纹也在脸上浮现"。此时她们吃掉的巧克力已经全变成脂肪，储存在体内。

---

1 英国营养学家与减肥节目主持人，但她所推荐的减肥方式受到许多专业人士质疑。

人类每日所需的糖分介于 340~510 克之间。人体对糖分的最小需求量当时尚无定论，但一般公认，糖分的每日摄取量不应长期小于100 克。菲什拜因医师认为，美国人普遍都非常爱吃甜食，而美国人的糖分摄取量，也从 1825 年的 6.8 公斤逐步攀升至 1900 年的 27 公斤，与 1925 年的 52 公斤。在菲什拜因医师出版《饮食与健康》的1937 年，糖分摄取量下滑至 45 公斤，"但这个数字仍大幅超出其他国家的糖分摄取量"。营养学教授玛莉·斯沃茨·罗斯（Mary Swartz Rose，1874~1941）博士本身也是一位热情的公众教育家（第一次世界大战期间，她为美军设计出一套科学化的均衡饮食，并协助军人粮食配给的规划）。罗斯博士曾表示，吃了糖的人只会更想吃糖，所以在糖的使用上务必格外谨慎。体质易胖的中老年人与有暴饮暴食倾向者，都必须避免摄取过量的糖与淀粉。他们应避免食用谷片、马铃薯、通心粉与意大利面，若分量很小则不在此限；此外，自五十五岁起，所有人的食量都应该逐年减少。

想预防体重增加就要培养足够的意志力，并避免吃太多食物，这个道理任谁都晓得。为了达成这个目标，最重要的一项练习就是"在传递食物时，将头部缓缓自左侧转向右侧，再转回左侧，表现出'我不吃'的姿态"，但说起来显然比做简单。研究调查亦指出，减肥时必要的纪律，对大多数体重过重的人来说都太过严苛。胖子的双亲同样是胖子的情形很常见，胖子也往往承袭上一代的不良饮食习惯。直至今日，肥胖是学来的这句老话仍旧广为接受。

1930 年代晚期，菲什拜因医师推出一套每日 1200 大卡的减肥餐（包含维持生存必须之蛋白质、碳水化合物、脂肪、矿物质与维生素）。尽管他注意到美国民众或多或少都认为体形可以标准化，却浑然不觉自己的减肥建议也可能是问题的一部分。菲什拜因医师的减肥餐内容如下：

早餐

半个柳橙、两个蛋、一片烤吐司、咖啡加代糖与两汤匙奶水、一小块奶油。

午餐

一片瘦肉、豌豆或四季豆两汤匙、半颗结球莴苣淋上少许法式沙拉酱。

晚餐

肉汁清汤、两片瘦肉、菠菜或胡萝卜、半颗结球莴苣淋法式沙拉酱、半个柳橙、以糖精调味的茶、四分之一杯牛奶、一片薄吐司、一小块奶油。

菲什拜因医师表示，实行这套减肥计划每周应可减去 1 公斤。他预期读者看到这套减肥餐会感到相当讶异，并觉得减肥餐的内容是自己平常食量的两倍。尽管这套减肥餐内容丰富多元，但菲什拜因医师深信，自己对食物所提供的热量与必要营养素具备正确的知识，并依此原则设计出这套减肥餐。节食者应该要吃得健康，吃得恰到好处，"别忘记急速减肥的危险性"。他接着说明，如今饮食专家是以 100 大卡为单位估算食物热量，因此减肥方式就是确认自己每日消耗的热量，再就此数值减少 500 大卡，即为减肥者每日应摄取的热量。减肥者刚开始节食时不免会饥饿难耐，因此菲什拜因医师鼓励他们饮用大量开水，并减少饮食中的盐分、香料与调味料，因为这些物质会刺激胃液分泌，增进食欲。减肥者在奋发减肥之余，也要随时向医师报告身体状况，才能密切留意身体警讯，并在造成严重伤害前实时终止节食计划。

人类的需求与欲望反复无常才是最主要的问题所在，也值得深入研究。菲什拜因医师指出，相较于野蛮人津津有味地吃着蚂蚁和狗肉，爱斯基摩人舔着覆盖在鲸鱼油上的肉排，墨西哥人喜好辛辣香料与墨西哥辣肉酱，北欧人爱吃鱼，一般的美国饮食则由派、火腿、鸡蛋、猪肉与豆类所组成。越来越胖的美国人成为冒牌流行减肥专家的肥羊。当时推行甚广的流行饮食为海伊节食法（Hay diet）。海伊节食法并非"如许多人想象中以干草谷片为主的饮食方式"[1]，而是以威廉·海伊（William Hay，1866～1940）医师的姓氏所命名。海伊医师在 1927 年的著作《医学千禧年》（*Medical Millennium*）中结合弗莱彻的咀嚼法。1980 年代时，海伊节食法又以"比佛利山节食餐"（Beverly Hills Diet）之名，以大张旗鼓之势卷土重来，显示了这些减肥餐是如何互通有无，相生相成。

海伊医师本身也有体重过重的问题，他提倡细嚼慢咽与一套结合几种特定食物的减肥餐。他主张这套系统可为减肥者带来更健康的生活，与明显苗条许多的身材。据说酸中毒（血液与体内组织中酸度增加）乃是肥胖的直接成因，因此采用海伊节食法的减肥者必须分开食用淀粉、蛋白质类食物与水果以避免酸中毒。以汽车大亨亨利·福特（Henry Ford）为例，他饮食单调，早餐只吃水果，午餐吃淀粉，而晚餐则食用蛋白质。此种食物组合方式所依据的理论是淀粉只在口中消化，而蛋白质只在胃中消化。在菲什拜因医师看来，这个论点大错特错，既荒谬又没有科学根据。他严词批判道：现在人人都晓得淀粉会与唾液混合，而淀粉的消化自口腔开始，并且直到胃部都仍在进行中。

1930 年代中期，有人取英文避风港"haven"的谐音，将海伊医师在宾州波可诺的静养处称为"海文"（Hay-ven）。据菲什拜因医师所述，海伊医师 1929 年的著作《吃出健康》（*Health via Food*）中

---

1 "hay"一词在英文中的语意即为干草。

"充斥着错误信息"。根据海伊节食法，减肥者午餐时（可吃淀粉与糖）亦可食用水田芥汤、砂锅炖菜与淋上枫糖浆的酸奶油松饼；至于晚餐（蛋白质与酸性食物），则可食用芹菜汤、龙虾沙拉、结球莴苣与番茄沙拉。海伊节食法中亦运用各种蔬菜沙拉，"料理程序繁复"，还为餐点冠上像"青春之泉沙拉""苍白之月鸡尾酒""复活节小兔沙拉""错愕的鸡""邮递芦笋"等花哨的菜名。《吃出健康》一书中还有"将胡萝卜折腾成各种可笑造型的烹调指示"。菲什拜因医师认为这类食物组合的流行饮食趋势相当危险，毫无道理可言，而且还必须为美国民众的饮食信心动摇负责。对于代代吃肉与马铃薯长大的美国人，分开食用蛋白质与碳水化合物可常葆健康，依旧是难以接受的观念。

医师担心某些减肥餐只注意到卡路里数字，而忽略身体对维生素与矿物质的需求。许多热门的流行减肥法，包括十八天的好莱坞减肥餐、牛奶减肥法或其他"类似的减肥花招"，每天只允许减肥者摄取 500 到 800 大卡的热量，而不是维持健康所需的最低限度 1100 或 1200 大卡。全国女性大批涌入乳牛牧场，尝试最新的流行饮食——牛奶食谱。她们在长短不等的节食期间内只喝牛奶、柳橙汁与汤维持生存，她们所喝的牛奶种类包括酸奶、乳酸菌乳品，甚至还有一种类似优格、在某些地区称为酸奶酪（clabber）的乳制品。许多人认为这类减肥餐让体重下降太快，又未能供应足够的矿物质，特别是维持血液健康的铁，故会带来健康危机。菲什拜因医师描述，1930 年代中晚期能看到女性"形容枯槁憔悴，虚弱地四处闲晃，但她们却相当自豪自己在很短的时间内就瘦下 4～7 公斤。然而就在一个月后，那 4～7 公斤又回到同一群女性身上恨不得瞬间消失的部位，失望与流失的健康是她们减肥实验的唯一成效"。

菲什拜因医师认为男性保持体能活跃的时间较长，待在户外的时间较久，蛋白质吃得多，糖吃得少，也比较不会只是为了外表而尝试减肥餐；相对的，在女性生过小孩、年纪较长之后便容易增胖，因此就会开始减肥。在菲什拜因医师看来，女性不分老少都常常会把早餐减少到只剩一杯果汁与咖啡的量，"至于厉行减肥者更是连果汁都不喝了"。菲什拜因医师相信，这种做法肯定会使她们的身体机能失调。体重过轻的成因当然可能是甲状腺亢进、烟不离手、神经耗弱或失眠，而采取流行的快速减肥法也是原因之一。这些女性对快速减肥法会变得异常执著，恐怕还会求助于灌肠、强力泻剂与危险的市售减肥药。

对于弗莱彻主义，菲什拜因医师则感叹道："全家共进早餐时都在小心计算下巴的运动次数，以确保咀嚼次数符合弗莱彻的指示，但这种做法显然毫无科学根据。"尽管大多数减肥书籍仍然提倡细嚼慢咽，但弗莱彻主义已经成为"被遗忘的营养学谬论"。此外，菲什拜因医师认为，即便如今肉类已经是干净安全的食物，又具有营养价值，素食主义却还是和弗莱彻主义约莫在同时发展成一种饮食狂热（其实稍早我们已看过 18 世纪作家对素食的论述）。让菲什拜因医师觉得有趣的是，几乎每一种宗教信仰都有和食物与料理方式相关的禁忌，但人类的胃对宗教信仰一无所知，有时候吃素"纯粹只是一种想与众不同的念头，并意图从中获得优越感"。当时市面上还为减肥者开设自体中毒课程（亦即今日仍相当热门的排毒减肥法），"自体中毒一词根本就是误用"，完全不科学，其理论根据是身体会被未消化与腐败中的食物堵塞，这种说法在他看来简直是个弥天大谎。至于格雷厄姆减肥法则全是靠腹泻的效果来减肥。格雷厄姆全麦酥饼、格雷厄姆面粉、格雷厄姆面包不过是有利排便的纤维质，充其量就是粗糙又难以下咽的"马饲料"。

菲什拜因医师认为整个美国民族都被流行热潮诅咒。美国人特别容易被狂热的观念或运动煽动，就像教育狂热、信仰疗法狂热、宗教狂热，还有时下流行减肥专家所带来的灾害。奇特的减肥学院以发传单的方式进行推销，并将减肥课程贩卖给不晓得或不想去了解节食严重性的人。菲什拜因医师希望能教育社会大众：让他们了解到挨饿的严重性。处于饥饿状态的身体会自我消耗，要是饿得够久就有可能死亡。但一般民众看似对流行减肥法、瘦身饮食、奇怪的瘦身道具、特殊注射器与其他减肥器材深信不疑，让菲什拜因医师感到相当失望。这个社会似乎对身材、体重、行为举止与虚荣心有一股偏执。无论男女都遭受武断减肥建议、节食与运动计划的无情轰炸，但像菲什拜因医师这类大致上理性的诉求，在减肥产业摇旗呐喊的阵营中却显得孤掌难鸣。八十年前，菲什拜因医师就已经试图提出警告，教育我们正确的饮食概念，然而今日的流行减肥产业却比任何年代都来得更为蓬勃，更受欢迎。

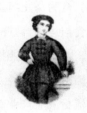

第八章

骨感美人与紧身毛衣

　　丰满的胸部在20世纪四五十年代又恢复流行，而"紧身毛衣女孩"与她们被紧身衣包出来的沙漏型身材更是随处可见，风行一时。美国女性人人都想看起来像拉娜·特纳（Lana Turner）、珍·罗素，以及后来的首位《花花公子》（*Playboy*）封面女郎玛莉莲·梦露（Marilyn Monroe）。在英国，戴安娜·朵丝（Diana Dors）正当红——红极一时的她染了一头金发，俗艳丰满；尽管当时影坛也有奥黛丽·赫本（Audrey Hepburn）所代表的上流社会典型——纤细、端庄、优雅，二者呈现出强烈的对比。社会上对节食与塑身的需求越来越强，又深受媒体影响。好莱坞的希尔薇亚[1]（Sylvia of Hollywood，1881～1975，身高142厘米，体

1　原名为希尔薇亚·欧贝克（Sylvia Ulback）。

重仅45公斤）长年忙着替珍·哈露（Jean Harlow）、格洛丽娅·斯旺森（Gloria Swanson）、玛丽·杜丝勒（Marie Dressler）、瑙玛·希拉（Norma Shearer）、梅·默里（Mae Murray）与艾娜·克莱尔（Ina Claire）等人按摩减肥——如此一来"脂肪才能像马铃薯泥从滤锅排出一般由毛细孔挤出"。不过也有传闻指出，曾在影迷杂志《电影剧》（*Photoplay*）上提供减肥建议的希尔薇亚，是导致好莱坞第一起节食致死案例的罪魁祸首。希尔薇亚所推荐的减肥饮食内容为菠菜、肝、全麦吐司与清蒸蔬菜，相当类似好莱坞十八天减肥餐；她也告诉减肥者要在自家浴室里放一台体重计，"把对上帝的敬畏放在心里"。

不过好莱坞真正的减肥大师，其实非本杰明·盖洛德·豪泽（Benjamin Gayelord Hauser, 1895～1984）莫属。医学专业人士，尤其是菲什拜因医师，都对这个销售健康食品、生活优渥的明星营养顾问嗤之以鼻。豪泽的相关报道到处都是，曝光率几乎与接受他减肥指导的小牌明星不分轩轾，他还被封为举国闻名的维也纳食品科学专家。豪泽本人的确长得一表人才，是个相当有个人魅力的"年轻男子，笑容灿烂，带有异国口音，永远顶着一头卷发"。然而他的博士学位却不如发型来得持久。在《美国医学会》的调查后，豪泽被迫放弃博士头衔。他甚至也不是维也纳人，更遑论什么专家了。但他的确提供了各式各样的减肥方式，像是排毒饮食计划（eliminative feeding system）、修复节食法（mending diet）、活力节食法（vitality diet）、渐进式节食法（transition diet）、美容饮食法（cosmetic diet，富含硫的食物），另外还有以菠菜、欧芹、柳橙汁所调制的高铁美容饮料，以及迂回减肥法（zigzag diet）：晨间以泻盐通便，晚上再服用一剂番泻树[1]萃取物。迂回减肥法之所以奏效，应归功于容易取得的盐和泻剂，

1　一种泻药。

但豪泽却将这两种物质包装为自有品牌下的产品高价售出。根据菲什拜因医师的说法，豪泽的整套减肥系统都"建立在错误的认知与谬论之上，对采用其减肥概念的民众将带来相当大的危险"。菲什拜因医师抱怨豪泽是个大老千，专门把饮食配方卖给好骗的消费者。

豪泽俨然以一副自诩为先知的口吻写作，将真理与唯一的崇高使命——变美丽——交付给盲目崇拜他的大批女信徒。他的著作《吃出美丽》（*Eat and Grow Beautiful*）1939 年于伦敦出版之时，比追求美貌更至关重大的历史事件正如火如荼地上演着。豪泽在此书中叙述所谓"生活中的简单新设计"。他声称，许多"时髦女性、时尚界及社会领导者"，都是他美容饮食法的死忠跟随者，她们从这套饮食法中得到所有维持美貌的诀窍，还指出该饮食法是她们"新美型、新活力、新幸福的基石"。豪泽笔下毫不掩饰沾沾自喜之情与对市场虎视眈眈的企图心；他表示，这些女性将他的"教诲视为人人争相仿效的风潮"。谁不想跟上这股热潮？谁又敢不跟上？

对豪泽而言，对于天生丽质的幸运儿，美貌毕竟是值得珍惜的资产，但对于"没那么幸运又渴望变美的人，美貌就成为不断奋斗的目标"。只要购买某某乳液、神奇饮料或疗程，就能变得更美、更年轻，并得到更多的爱：这套说辞总是让女性乖乖打开荷包。豪泽能在好莱坞出人头地，是因为他充分了解电影工业的威力，并掌握好莱坞能成为众多减肥餐发源地的关键："大多数天价片酬的电影明星，都长期处于失去吸引力的恐惧中，失去吸引力就代表失去人气……这些大明星承担不起变胖或失去魅力的代价。他们太清楚，变胖的明星用不了多久就会被'影迷'淡忘。""对这些大荧幕上的美丽佳人而言"，美容产品再贵也无妨，"瘦身法再激烈也不怕"——而这个道理，当然也适用于满街拼了命想拥有明星般美貌的平凡女性。

曾作为豪泽恋人、完美无瑕的葛丽泰·嘉宝，得感谢豪泽替她打造出纤细高雅的中性美。嘉宝彻头彻尾遵从豪泽的饮食指示，她在大荧幕上悄然挪移的狭长身影，犹如一支长期播放的无声广告，默默为豪泽的沙拉果汁打开知名度。各地女性无不群起效尤，纷纷展开节食，从事激烈运动，以期达到青少年般的清瘦体形。电影似乎怎么看也看不够——好莱坞电影工业在 1920 年代就已经有二十亿美金的市值，也因此对演员"完美"身材的连带要求至今仍是必备条件，难以撼动。电影世界对体形与个性的观感影响甚大，以至于 1924 年，詹姆斯·麦克莱斯特医师（James S. McLeste）有感而发地在《美国医学会期刊》上写道："胖子的相貌乏善可陈。没有剧场制作人会想雇用肥胖的女演员来反映人类灵魂的真正深度。"

电影明星与女演员，据豪泽的说法，是他第一批认真学生，再来则是有钱有闲在美容上投资的贵妇，到最后"仿佛全世界的女性皆迫切想让自己更美"，因为"身为胖子十分悲惨"。豪泽说，胖女人的人生并不完整，她们的肉体肿胀，精神不振。肥胖是一项对自己犯下的罪行，胖子被逼得只能活在梦幻世界中，因为肥胖让美好的现实生活变得遥不可及。在这种情况下，睡眠就成了天堂与生活中的唯一乐趣——豪泽似乎在暗示胖女人宁死也不想当胖子，甚至是宁死也不愿烦恼体重问题，因为肥胖与对肥胖的恐惧会破坏个人与家庭幸福。豪泽问道，谁能"估计得出，有多少婚姻不幸，是由于原本那个苗条可爱的新娘，在短短几年间变成粗壮笨重的黄脸婆？谁又能说得出，有多少美少女受到体重超重的残酷阻挠，最后成为嫁不出去的老姑婆？胖子可能会拿自己的体形开玩笑，甚至想试着对肥胖一笑置之，但每次照镜子时她的内心就不免一阵刺痛。事实上，只要她立刻下决心减肥，用对方法，绝对能变成她所羡慕的窈窕佳人"。豪泽为自己所造成的苦难提供救赎的虚伪嘴脸，读来实在令人作呕。

即便如此，豪泽还是继续讨好"学生"，对她们说成功变瘦需要智力与毅力：减肥没有捷径，减肥必须身体力行。按摩对减肥有效——减肥者可自行拍打挤压，一周后便可瘦下数公斤，然而，除非减肥者所吃的食物经过特别挑选，不会让身体制造脂肪，否则这几公斤还是会再长回来。减肥不需要依赖像二硝基酚之类的药物，这些药物的作用不过是燃烧脂肪，还会危及健康与性命。根据豪泽的说法，唯一简单又有效的减肥方式，就是采用他的减肥餐。

采用豪泽减肥餐并不意味着必须挨饿，但却不如一般人想象中简单，更重要的是，他的减肥法还说得出一番大道理。豪泽认为断食会对健康造成极大的危害，因为断食会使体内废弃的有毒物质大量涌出，往往会导致头痛与酸中毒。豪泽声称他的减肥计划不仅"有科学根据"，还能让人轻松"享瘦"。这套减肥方式对味觉进行教育改造，让减肥者不再爱吃淀粉类食物与甜食，并"塑造出能带来苗条身材与健康的排毒活力饮食"。豪泽表示，简单的原则只要能彻底执行，就从来不会出错。不过减肥者除了必须彻底执行减肥计划，想必也缴了一笔学费。

豪泽说，他曾一次又一次看人狼吞虎咽各种不该吃的食物。他那些"大荧幕上可爱的淑女"赶往片场拍片前都要先喝一杯瘦身果汁，而一般女性则应该以大明星为榜样。现在的明星都习惯亲自上阵推销自己的减肥餐及减肥方式，不过减肥教练仍然有一席之地。以詹姆斯·杜根（James Duigan）为例，他将自己定位为健康品牌（Bodyism）的创办人，提供一套独特的营养与个人健身系统。杜根的客户当然不乏名模与电影明星，其中即包括了艾拉·麦克弗森（Elle Macpherson）与休·格兰特（Hugh Grant），我们实在没理由不为所动。杜根号称他有办法让人轻松地迅速减肥。这句话是否很耳熟？杜根表示，减肥的第一步骤，就是展开他的"十四天清瘦起步计划"（Clean and Lean Kick-Start Plan）。"你必须相信自己能瘦下来，就算过去失败多少次都没关系。"

　　回到 1930 年代的豪泽，他规定减肥者早餐只能吃水果或喝果汁，午餐则是含有大量纤维质、丰富矿物质与维生素的沙拉。豪泽医师明白，这些聪明的女性可能全都在哀号着："那我们的老公该怎么办？一个大男人肯定不能只吃沙拉当午餐"，但他的回答却是："有何不可？"豪泽主张，他的信徒有些是最能干的企业领导人，而就如我们所知，男性肯定不会为了爱美而吃沙拉，但却会为了讲求效率而吃。吃沙拉纯粹是"对工作大有助益！！！"无论如何，节制饮食一整天后，减肥者到了晚餐几乎想吃什么都行，只要记住以下原则："先吃该吃的，再吃想吃的。"晚餐可以从一杯蔬果汁或沙拉开始，接着再吃肉与一两道煮熟的青菜。此外，减肥者应该要以豪泽的"胃口破坏王"（appetite spoilers）取代面包及马铃薯。胃口破坏王的成分为事先冷藏的樱桃萝卜、洋葱、芹菜条与胡萝卜条或一小束青花菜。最后或许再吃一大碗新鲜水果、糖渍水果或雪泥冰当点心，雪泥冰不仅能融化过多的体重，更能"让外表年轻好几岁"。食用过多肉类会增加发胖风险，因此减肥者只能吃瘦肉——而且绝对不宜煎炸，只可火烤。鱼类是脂肪较少的饮食选择。豪泽赞成运动减肥（但他质疑真正从事运动的女性有多少），最好的运动就是走路或跳舞。水喝太多肯定会造成体重增加，因此减肥者务必要远离令人口干舌燥的香料，并只喝柠檬汁加水——在拍片的中场休息时间，总会有人看到豪泽的小明星们啜饮着这种酸溜溜的沁凉饮品。最重要的是，减肥餐不该让人有半点不合理或被强迫的感觉。要是对某种减肥餐感到疲乏时，来一杯豪泽的"带我走"（pick-me-up）提神鸡尾酒或许能帮上大忙。

　　在以下这则恐怖的事件中，豪泽愉快展现出他减肥事业中狡诈的一面。他写道："我一位杰出的好莱坞导演朋友有个我特别疼爱的小女儿。某天我前去拜访这位朋友，就在我与这个孩子独处的片刻，我

　　　　　　　卡路里与束身衣

问她：'亲爱的，等你像妈妈一样大的时候想做什么呢？'这个很时髦的女孩子毫不犹豫，一脸正经地回答我：'减肥！'"豪泽表示，许多人之所以"拥有丑陋，甚至是怪诞的体形，其实多半都出自无知或无所谓的心态"。不过幸运的是，就算胖到丑到无以复加的地步，改变永不嫌晚。豪泽掌握了科学知识、合适的技巧与精良的素材，能"抚平凸出的部位，塑造身材细长的视觉效果，取代夸张的危险曲线"。无论多老多丑，他都有办法让你重拾二八年华的曼妙身材；好身材一直都在，只不过还"隐藏在层层松软的赘肉之下"。

尽管科学并不真是豪泽的强项，他却笃信旧时美好的"内分泌腺魔法"——内分泌学——有益于减肥。内分泌激素非得有神奇的魔力不可，否则内分泌过量又如何能让德鲁·巴里摩尔（Drew Barrymore）古典美的丰满身材脱胎换骨，蜕变得像是从最新的野生动物影集中出来地一般消瘦？内分泌腺魔法能克服"美丽障碍"。失调的内分泌腺将摧毁美貌与健康，导致便秘，令女性脸色蜡黄，双眼无神，头发也将变得脆弱、干涩、没有光泽。久未消化的腐败食物会释出毒素为人体吸收，但相较之下，许多人所采取的解决方式却来得更加危险。惊慌失措的人药丸一粒接一粒吞，泻剂一瓶接一瓶喝，直到他们养成"每日一瓶泻剂"的习惯，终身难以戒除。有效化解这种窘境的唯一办法还是豪泽的减肥餐，再加上一点弗莱彻的咀嚼主义（尽管咀嚼法有其滑稽的一面）。

豪泽是个聪明人。他的成功来自个人魅力与善用基本常识，以及高明的公关行销手法。尽管他本身就是减肥餐的提倡者，他却呼吁大家小心减肥餐热潮：他的减肥餐与众不同，只有他的方式才是真理！他写道："一百种不同的减肥风潮争相引人注目。歇斯底里地狂热嘶吼！无所不包的综合减肥概念！今日的怪诞减肥理论，明日就遭到推翻！难怪自暴自弃的人会那么多！减肥只有一个法则——那就是……别走极端。我真希望自己能把这几个字写成 3 米大！"假使将控制减肥者心理、引发焦虑的障眼法移除，就会发现豪泽的减肥餐是以常识为基础，但如此一来，原本就有常识的人还会购买他的减肥秘方吗？ 1951 年，豪泽又推出新书《逆龄长生术》（*Look Younger, Live Longer*）。（他很清楚自己的市场在哪。）在此书中他主张，"有型的胖子"是不存在的。他花言巧语地对读者说，让肥肉消下去，变紧实，"保持肌肉结实、有弹性，并以此作为毕生目标，就能永远摆脱那具称为束身衣的枷锁。肌肉打造的束身衣才是最完美的内衣"。尽管有豪泽的建议在先，上世纪五六十年代的女性依然再度将自己塞入扭曲但时髦的塑身内衣之中。品名"Vanishette"的束身衣号称是"来自巴黎的瘦身奇迹"，产品特色是一条"让 10 厘米腰围瞬间消失"的橡胶松紧腰带。1956 年，美国版《Vogue》刊登了一篇关于女性与腰围的报道。杂志之所以刊登这篇报道，是由于女性消费者每年花费六百万美金在结合胸罩与束身衣的知名产品"风流寡妇"（Merry Widow）上。此外，巴黎版《Vogue》也打出一则束身衣广告，号称能解决任何年龄层与任何体形的困扰，并能"完美隐藏脂肪，打造出几可乱真的苗条身材"。

束身衣市场起死回生与第二次世界大战之后橡胶业复苏大有关联。马来西亚的橡胶工厂在 1941 年遭日本占据，所有的合成橡胶都用来生产防毒面具，而不是束身衣这类非必需物资；束身衣工厂也投入战力，开始生产降落伞吊带与钢盔帽带。和平突然降临后，束身衣工厂又在内衣市场上重新崛起。《生活》（*Life*）杂志讨论起一款可挤压腰身的新型迷你束身衣"塑腰衣"（waist pincher），强调其"托胸提臀"功效，更主张这个内衣发展趋势对美国男性而言是件坏消息。每当他们"偷偷伸手搂住诱人的纤腰"，就会发现自己花钱买到的束身衣"其实是一道由橡皮与钢丝所构成的马其诺防线"。

为《妇女家庭杂志》撰写美容、健康与运动报道的副主编路易斯·佩恩·本杰明（Louise Paine Benjamin），1940 年在该杂志上发表了一篇文章，鼓励年轻女孩"要从小就对自己的外表产生兴趣"，并"绝对要抵抗瘦身三克星：圣代、汽水与'再来一客'"。本杰明有三个女儿，当时全都未满十五岁，她们会做美姿运动来预防"大屁股与鲔鱼肚"。1941 年本杰明还出版了《为什么我们有人爱：你的魅力宝典》（*Why Men Like Us: Your Passport to Charm*）。1950 年代起，瘦身食品制造商 RyKrisp 开始大打露骨的产品广告，生怕还有人不晓得"胖妹没人爱"的道理。少女杂志《十七岁》（*Seventeen*）教导年轻读者肥胖是医学问题，读者必须谨慎思考饮食内容，并将每日的热量摄取限制在 1200～1800 大卡。深谙饮食心理学的《十七岁》杂志又指示读者，切莫以高热量的安"胃"菜来"宠溺坏心情"。

饮食心理学与"病患整体人格的重要性"越来越受到重视与关注，减肥节食因此不再局限于病患的饮食内容。曾于华盛顿特区担任国家研究委员会（National Research Council）饮食习惯委员会（Committee on Food and Habits）主任秘书的玛格丽特·米德（Margaret Mead）博士指出，重视饮食心理学的趋势对医师营养师提出种种新需求，医师营养师也更仔细观察肥胖病患的饮食行为与特殊饮食习惯，因为其饮食行为与习惯本身其实是根深蒂固的人格扭曲与过分强调减肥之下的产物。在战后的美国，过胖的女性通常会被批评为懒惰缺乏纪律，但此时这种被广为接受的论调也得到美国精神科医师的支持。精神科医师宣称他们已揭穿胖女人的真面目——悲惨、自我放纵、缺乏自制力。这些可笑又可鄙的女性还可能因为指控丈夫"太吹毛求疵，让她们太过紧张，无法好好计划菜单或从事采购"，而显得更加愚昧。（但她们要是知道老公因为老婆又胖又丑所以成天与苗条女秘书厮混，真不晓得该有多紧张。）

感受到体重压力的不仅是女性,男性与青少年的体形与身材压力也日渐增加。1950 年,埃尔默·惠勒(Elmer Wheeler)的著作《胖男孩减肥书:看埃尔默如何在 80 天内减下 18 公斤》(*Fat Boy's Book: How Elmer Lost 40 Pounds in 80 Days*)通过 General Features 传媒集团在美国连载,拥有三千万名美国读者。胖达 104 公斤的惠勒,靠着每天摄取 1500 大卡的方式减肥,只不过他的"一天"长达七十二小时。此书出版当年便热卖 11.2 万本,还收到超过三百万封的读者回函。大约九万名满怀希望的减肥者向《芝加哥每日新闻报》(*Chicago Daily News*)订购惠勒的摄取卡路里瘦身量尺。根据瘦身量尺,皮包骨与不愉快的恋人一天只要 300 大卡即可维持生存,常上酒吧或是会梦游的人需要 1700 大卡,模特儿与流浪汉 2100 大卡,三胞胎的母亲与连打三天牌的扑克玩家 3200 大卡,大饕客 4500 大卡,最后挖坟者每日所需的热量则高达 5000 大卡。1952 年,惠勒再度推出坦承告白之作:《胖男孩沉沦记:看埃尔默如何维持苗条》(*Fat Boy's Downfall and How Elmer Learned to Keep It Off*)。在书中惠勒写道,人类一日所需的最少热量为 900 大卡,摄取 1200 大卡叫做无趣,1500 大卡是安全减肥,吃 1800 大卡的是厨房小偷,吃 2100 大卡的是骗子,吃 2400 大卡的是背叛者,吃 2700 大卡的人彻底欺骗自己,吃 3000 大卡的是胖男孩,3300 大卡的是老饕,而吃到 3600 大卡的人则无可救药到底。胖男孩现象风靡一时,还衍生出许多周边商品,像是米尔斯唱片公司(Mills Music Company)推出的新歌"跳动的胖男孩"(The Fat Boy Bounce),与贝轮船雪茄公司(Bering Cigars)的"胖男孩雪茄"(The Fat Boy Cigar)。

男性健身市场也欣欣向荣起来。大西洋两岸成功的塑身教练如尤金·桑多(Eugen Sandow, 1867～1925)、乔根·彼得·米勒(Jorgen Peter Muller, 1866～1938)与托马斯·英奇(Thomas Inch,

1881～1963)，数十年来皆持续提倡可打造男人味与结实体格的健身体操；但真正带动大众健身热潮的其实是查尔斯·阿特拉斯（Charles Atlas，1893～1972）。阿特拉斯本名为安杰洛·西西利亚诺（Angelo Siciliano），出生于意大利卡拉布里亚（Calabria），十岁时随着裁缝师母亲移民至纽约布鲁克林，而他的传奇事迹就从康尼岛（Coney Island）沙滩上展开。青少年时期的安杰洛体重只有44公斤，当时他想讨好一个漂亮女孩，却被一个比他更强壮的年轻人狠狠踩在脚底下，结果漂亮女孩选择了年轻壮汉。他的故事想必让不计其数的青少年心有戚戚焉。后来安杰洛在布鲁克林美术馆从一尊雕像得到启发，自行设计了一套健身操与健身餐，脱胎换骨转变为健身教主，也改变了他的命运，并成为《体操杂志》（*Physical Culture Magazine*）笔下"世界上身材最完美的男人"。他拉得动铁轨上的火车车厢，还能在纽约港拖行船只。没有多久他便经营起利润丰厚的邮购公司，保证消费者能从手无缚鸡之力的弱男子变成肌肉发达的壮汉。据估计，六十多年下来，向他购买健身产品的青少年高达六百万人。

据安杰洛表示，他采用的健身理论是在展望公园动物园（Prospect Park Zoo）观赏狮子时所得到的灵感：狮子并不会举重，他们只需伸展身躯，就能锻炼出健美结实的肌肉。安杰洛开始进行以肌肉相互推挤的健身运动，并在短短一年内使体重倍增；因此十九岁的安杰洛已经是康尼岛上的职业健美先生，身高178厘米，体重82公斤，胸围119厘米，腰围81厘米，颈围43厘米，上臂围36厘米，而大腿围则是61厘米。安杰洛自此改名为查尔斯·阿特拉斯，并开始为英雄塑像担任艺术模特儿，其中包括了华盛顿广场拱门（Washington Square Arch）的乔治·华盛顿雕像、展望公园中的"光荣的黎明"（Dawn of Glory）雕像，与华盛顿特区美国财政部之亚历山大·汉密尔顿（Alexander Hamilton）雕像。《体操杂志》后来也取消了位于麦迪逊广场花园（Madison Square Garden）的健身大赛，因为他们发现能赢得这场比赛的人只有阿特拉斯。阿特拉斯显然是好莱坞电影《泰山》（*Tarzan*）的不二人选，但最后由于他决定不离开布鲁克林而作罢。

阿特拉斯的事业真正起飞是从他与一位广告人合作开始。这个人将阿特拉斯的健身操取名为"动感张力"（Dynamic Tension）。1930年代晚期，"动感张力"的广告刊登在各大杂志上，每年都有六万名男性以每期30美金的代价购买《阿特拉斯的生活指南》。"动感张力"当真是无所不在：有张来自印度的订单，据说客户是圣雄甘地（Mahatma Gandhi），结果阿特拉斯特别为他量身定做了一套健身方案，而且分文不收，他表示"这可怜虫只不过是个皮包骨"。另外还有一则故事是某非洲人类学家碰巧经过一个叫班图（Bantu）的村落，村中有一座为阿特拉斯而设的祭坛，祭坛中装饰着从美国第一本廉价小说杂志、主打少年冒险族群的《宝船》（*Argosy*）杂志上撕下的广告图片。

阿特拉斯不仅鼓励年轻人锻炼身体，还非常注重他们的心灵发展。他勉励年轻人"避免任何不正确的放纵与恶习"，培养崇高美好的思想，不要流连于声色场所，并了解健全的身体与心灵乃是并行不悖的。阿特拉斯的批评者包括了不断将他贬为骗子的美国联邦贸易委员会（Federal Trade Commission）；至于其他试图以丑闻诋毁他的人则一无所获。阿特拉斯一脸认真地表示，全世界的人都尊敬他：身为"最理想的人类典范"是一项重责大任。他写道："你就只有一副身体，没办法走进店里再挑一副。"阿特拉斯直到七十多岁都还在勤奋地健身、散步、游泳、练伸展操，他也依旧抱怨着大多数人的饮食方式。他语带不满地表示人人都在吃"死掉的食物"。"什么都是人工合成！食物中缺乏充足的维生素A！"象征美国男子气概理想、自我折磨形象的阿特拉斯，指责美国女性自私自利，他怒吼着："当母亲的一天到晚抛头露面，像男人一样穿着裤子让身材毕露，成何体统？她们应该待在家料理真正的食物，喂饱家人，不是跑上街展现身材……现在的小孩会生得丑，就是因为母亲都拿饼干汽水喂他们。"肥胖懒惰又不知天高地厚的美国女性是最现成、最明显的攻击目标，让她们再度成为美国人放荡不羁的代罪羔羊。

当时的研究人员亦曾设法寻找可提供健康减肥信息，却又不至于攻击任何特定团体的饮食方式。1946 年，任职于美国营养学会（American Dietetic Association）的多罗西娅·特纳（Dorothea Turner），通过芝加哥大学出版社出版其著作《食疗手册》（*Handbook of Diet Therapy*），以期"患者之营养利用率可维持或达到最佳状态"。然而，即使到了 1940 年代，研究人员仍旧在使用保险公司的统计数据：特纳的数据是盗用自 1943 年大都会人寿保险公司（Metropolitan Life Insurance Company）的统计部资料，以及该公司之男女、儿童暨青少年理想体重表。以小骨架的 163 厘米女性（即特纳的身高）为例，穿着日常服装所量出的理想体重，应介于 53～57 公斤。骨架中等者，体重应介于 56～60 公斤，而大骨架者则介于 59～64 公斤。特纳根据前述体重标准设计了一套低卡减肥餐。这套减肥餐是以正常饮食为标准调整而得，因此减肥者一日中所摄取的热量将稳定小于日常所需，体脂肪便能减低，但必要的蛋白质、矿物质、维生素依旧能满足营养需求标准。特纳为女性设计的"温和瘦身计划"热量介于 1000～1500 大卡，而男性则介于 1500～2000 大卡。假如采用这套减肥法，并"每日降低约 1200 大卡的热量摄取，或每周 8400 大卡，每周就可望减去 930 克或 2 磅的体重（1 克的脂肪约可产生 9 大卡的热量）"。特纳的减肥餐内容如下：

早餐：

半个葡萄柚或一个柳橙。

一个蛋。

一片吐司或面包。

必要时可饮用咖啡或茶，并加入少许牛奶。

每日四平茶匙的奶油或人造奶油，可作为面包抹酱或用于烹调。

注：可用两平茶匙的糖、果冻或蜂蜜取代一茶匙的奶油或人造奶油。

午餐

57克的肉（水煮或烧烤）。

两种蔬菜，可调理成无油蔬菜汤、蔬果汁、沙拉或烫青菜食用。

水果（如一个中型苹果）。

一杯牛奶。

一片面包。

必要时可饮用咖啡或茶。

晚餐

同午餐，另外再加上一小个马铃薯。

假如必须外食，特纳所提供的明智建议是只选择不调味的低卡饮食、沙拉与水果，她还建议读者可以靠运动甩掉热量过剩所造成的脂肪。不过说起来简单，做起来可能就没那么容易。黑兹尔·豪克（Hazel M. Hauck）在1942年《控制体重指南》（*How to Control Your*

Weight）中指出，依 1 公斤体重相当于 7000 大卡热量来计算，减肥者必须爬完整栋帝国大厦（Empire State Building）2240 阶的楼梯，才有可能减轻 230 克的重量。若想甩掉 450 克的体重，减肥者就必须砌 14731 块砖头，或是在洗衣板上以每小时 2100 次的速度搓洗脏衣服，并连搓二十八个小时。68 公斤的人就算使劲全力跳马祖卡舞曲跳两个小时，也没办法瘦 1 公斤；想减掉一小块奶油的热量，就得踩着阶梯登上华盛顿纪念碑（Washington Monument）碑顶[1]，至于一个甜甜圈的热量则要连续指挥交响乐团两个半小时才能消除。即便是格雷厄姆全麦酥饼少到不行的热量，也得走上 800 米才能从屁股上甩掉。

知名的格雷厄姆全麦酥饼发明人，西尔维斯特·格雷厄姆（1794～1851）则主张，胃这个骗子表面上号称是消化系统的一分子，私底下却被神经系统收买。时至今日，同样的论点依然不断有人提出。自从 1985 年以来，英国男性每日经由运动消耗的热量平均为 1300 大卡，女性则是 950 大卡，因此认为现代人生活方式较为静态的普遍观念并不正确。运动方式在至少过去二十五年间大致维持不变，但体重却日渐攀升，所以真正成因其实是饮食中高热量食物越来越多。只要减少三分之一的卡路里摄取，身体质量指数（body mass index，BMI）高达 35 的肥胖者便能拥有更健康的体重，BMI 值亦可下降至 22，但若想靠运动减肥，减少三分之一的卡路里摄取相当于每天五小时运动量，因此显然减少高热量食物的摄取才是更实际的减肥方式。

在这段时期，市场上依然有很大的空间让减肥大师贩售毫无科学依据的减肥法。查理·谢德（Charlie W. Shedd，1915～2004）于

1　华盛顿纪念碑的阶梯共有八百九十七阶。

1957 年出版的《祈祷减肥书》（*Pray Your Weight Away*），是第一本公然以基督教为号召的减肥书籍。谢德是美国休斯敦纪念道长老教会（Memorial Drive Presbyterian Church）牧师，在瘦下 45 公斤后，开始向肥胖的教区民众传授减肥之道："世上只有身为胖子的我们能衡量自己罪恶的重量。"根据谢德的说法，上帝梦中的人类形体是苗条的，因此肥胖所关乎的乃是罪恶与救赎。撰写《祷告让我瘦下来》的德博拉·皮尔斯（Deborah Pierce），则经历了某种暴饮暴食的顿悟。她叙述："就在我想起某件事的片刻，体内突然涌现一股奇特的欣喜若狂之感。那种感觉就仿佛奇迹即将降临于我。"假使暴食是一种罪，那么或许上帝将协助她克服，因此她祷告说："全能的上帝，在一切对我来说似乎太沉重，而我的胃肠也开始抗议的时候，唯有来到你跟前，接受你的指引，我才能克服脆弱的心。"皮尔斯参加祈祷减肥俱乐部——"耶和华是我的牧者，将带领我远离食物及饕念，迈向更崇高的路径"，到了 1960 年，皮尔斯已成为十分出色的时尚模特儿。抱有类似想法的 H. 维克多·凯恩（H. Victor Kane）牧师也在 1967 年出版著作《减肥者的祈祷》（*Devotions for Dieters*），并收录了一小段祷告词：

> 我发誓吃饱就停，
>
> 不再继续坐着吃下去，
>
> 阿门。

1972 年时，已成为精神病院董事的查理·谢德牧师延续前作《减肥祈祷书》，再度出版新书《胖不胖由你》（*The Fat is in Your Head*）。在书中他宣称"每个胖子体内都藏着一名精神病患"。1970 年代中期，新闻记者埃伦·古德曼（Ellen Goodman）在报道中说：

"如今在美国，能称得上是真正罪恶的只剩下饮食。"古德曼文中提及引述《圣经·约翰福音》三章三十节经文"主必兴旺，我必衰微"的"战胜暴食组织"（Overeaters Victorious），并提及该组织所带领的复兴派节食工作坊；此外，文中亦举出琼·卡瓦诺（Joan Cavanaugh）在1976年的著作《更多主耶稣，更渺小的我》（*More of Jesus, Less of Me*）为例。玛丽·查皮安（Marie Chapian）在与内瓦·科伊尔（Neva Coyle，战胜暴食组织的创办人暨执行长，同时也是内瓦·科伊尔事工"Neva Coyle Ministries"总裁）1979年合著之《自然减肥法》（*Free to be Thin*）中写道："耶稣为了解救沉迷于错误饮食中的我而死在十字架上。"与此同时，卡萝尔·修华特（Carol Showalter）也推出主张饮食（Diet）、纪律（Discipline）、门徒（Discipleship）的"3D减肥计划"。修华特的丈夫为纽约罗彻斯特（Rochester）长老教会的主任牧师；修华特与76公斤的体重长期抗战十年后，从《圣经·路加福音》九章二十三节经文"若有人要跟从我，就当舍己，天天背起他的十字架来跟从我"得到感召，因此成功瘦身，并创办了"3D减肥计划"。另外还有1977年《超脱肥胖》（*Freedom from Fat*）的作者伊夫琳·克里弗（Evelyn Kliewer），她在著作中引述《圣经·以弗所书》六章十二节经文："因我们并不是与属血气的争战，乃是与那些执政的、掌权的、管辖这幽暗世界的以及天空属灵气的恶魔争战。"

"耶稣体重控制组织"（Jesus System of Weight Control）承诺将"赋予减肥者自由及力量"，因为"与耶稣同在，什么都不会失去——或许我该说，唯一会失去的就是体重！"此外他们亦高呼："耶稣走上十字架，好让他的子民不再沦为强迫行为的受害者。"1978年，洛维特博士（C. S. Lovett）推出减肥书《上帝救救我，魔鬼要我肥！》（*Help Lord: The Devil Wants Me Fat!*）。他在书中提问："假如你是恶魔，肯定会想从最不可疑的地方进入人体。试想，还有什么比食物更令人掉以轻心呢？基督徒总会'感谢上帝'赏赐食物，因此最冠冕堂皇的方式，不就是通过'额外的'几汤匙美食进入他们体内？这招不是很高明吗？"洛维特的高明程度显然比不上恶魔。他与多位基督教减肥作家都以意识形态立场作为重要的减肥工具——但要是减肥失败或体重失守，宗教意识形态就不晓得是好是坏了。

采取严谨减肥方式的私人水疗中心也犹如雨后春笋般持续出现，迈阿密普里蒂金疗养中心（Pritikin Longevity and Spa Center）即为其中一例。1958 年时，年仅四十一岁的普里蒂金疗养中心之创办人普里蒂金（Nathan Pritikin，1915～1985）被诊断出心脏病，于是从未受过医学训练的普里蒂金研究日本人与中国人等长寿的民族，归纳出一套富含蔬果瘦肉与日常运动的节食计划，短短两年就得到明显的瘦身成效，健康也大有改善。1970 年代时，普里蒂金开始经营疗养中心，协助肥胖民众瘦身。他的减肥方式再熟悉简单不过了：规律运动，摄取蔬果、全麦谷类、海鲜、瘦肉等完全食品。如今连美国政府都延揽普里蒂金顾问群提供饮食公共卫生方面的咨询服务。

1960 年代时，过去只能在医学刊物中读到的减肥产品与减肥观念，也开始出现在全国性的电视节目与平面媒体上，其中一例为美赞臣（Mead Johnson）公司所研发之减肥配方 Metrecal，并很模糊地打着"不算药品也不算食品"的口号营销。其他大公司也不落人后，迅速推出产品来角逐这块减肥市场，如西尔斯·罗巴克公司（Sears Roebuck）的 Bal-Cal、桂格燕麦公司（Quaker Oats）的 Quota、折扣连锁商店 Korvette 的 Kor-Val、珍珠茶行（Jewel Tea Company）的 Diet-Cal、奥华田公司（Ovaltine）的 Minvitine，以及帕特牛奶公司（Pet Milk）所推出的减肥饮料 Sego。1965 年时，Sego 与 Metrecal 的合并销售额就已经将近 4.5 亿美金。在接下来的十年间，报纸杂志上充斥着形形色色的减肥产品广告，像是"妙医师瘦身锭"（Doctor's

Diet Reducing Tabs)、"桑拿瘦身衣"（Sauna Slim Suit）、"甩肉振动束腹带"（Vib-a-Way Tummy Toner）、"倒三角紧实塑身衣"（Body Taper-Trim Shirt）与"瘦一圈瘦身衣"（Trim-a-Bod Slimmer）。（1960 年代末期在美国注册的产品名称中，就有 58 项使用"瘦身"[Trim] 一词，例如瘦身啤酒 [Trim Beer]、瘦身踏步车 [Trimcycle] 与瘦身拉提丝袜 [Trimfit hosiery] 等。）此外当时还有一套"三管齐下减肥计划"（3-Way Diet Program），号称可"宛如喷枪融化奶油般融化你的体脂肪"，看了可真叫人心惊胆战。

许多瘦身饮食当中都含有人工甘味剂。1879 年时，巴尔的摩约翰·霍普金斯大学的研究员康斯坦丁·法尔伯格（Constantin Fahlberg）意外发现糖精。糖精完全不含热量，甜度却是蔗糖的 300～500 倍。糖精起初的用途为食品防腐剂，直到第一次世界大战蔗糖短缺才逐渐普及，并很快成为减肥者与糖尿病患者专用的调味料。老罗斯福（Theodore Roosevelt, 1858～1919）总统的医师曾建议他使用糖精，但当时身为纯净食品与药物（Pure-Food-and-Drug）研究员的威利（Harvey W. Wiley）博士却主张糖精很可能会对身体造成危害，然而老罗斯福总统却反驳道："说糖精有害健康的人都是傻子。"1910 年时，某全国性科学委员会同意，饮食中添加少量糖精是在"可容许"的范围内；直到 1951 年，才首度有研究指出糖精为致癌物质。待 1970 年，糖精（cyclamate）已因其致癌性而遭禁用，次年美国食品药品管理局（FDA）亦将糖精自安全食品添加物中除名。即便如此，美国本土的代糖市场规模在 1981 年已达二十亿美元，而将近三分之一的美国人皆有食用代糖产品，或 Sucaryl 与纤而乐（Sweet 'N Low）代糖的习惯——在上世纪 80 年代中期，每天已经有超过 2900 万人使用超过 3000 万包的纤而乐代糖。另一种品牌名称为纽特（NutraSweet）的人工甘味剂是阿斯巴甜。阿斯巴甜是在

1965 年由研发溃疡药物的实验室中所发现，并于 1981 年获 FDA 核准。电视广告将阿斯巴甜这种营养性甜味剂（带有少许热量的人工甘味剂）形容为"吃不胖的甜味成分，不像人工合成的糖精，不伤牙齿，滋味与蔗糖一模一样，真是好得不可思议"。二十年后，同样认为阿斯巴甜好到难以置信的个案报告，令英国食品标准局（British Food Standards Agency）要求对稍早的安全评估进行重审。专利减肥饮食产品由于含有人工成分一直以来都受到严格监督。不过除了人工甘味剂，同样需要积极控管的还包括减肥药。

1960 年代时，美国家庭的药柜中普遍充满各式各样有"妈咪小帮手"昵称的减肥药。这些"小帮手"多半是以安非他命成分为主的胶囊，又取了看似止痛药的名称。虽然这类药物仿佛很容易成为窃贼下手的目标，但安非他命"作为娱乐用途"的现象当时仍不常见，要直到 1914 年，美国联邦政府宣布古柯碱为非法药物才开始普及——尽管就减肥药使用与滥用而言，"娱乐"与"医疗"用途的明确概念可能还有待争议。

事实上，大多数减肥药均具有相当争议性。像二硝基酚一度是大胖子心目中的神奇减肥药，然而二硝基酚其实是苯的衍生物与致癌的染整助剂，在第一次世界大战曾用于爆裂物质的制造中。1889 年以来就有人注意到二硝基酚是一种工业毒物，会导致兵工厂员工慢性中毒。二硝基酚是经由皮肤吸收，或是以粉尘、烟雾的方式经由呼吸进入体内，但人体并无法中和这种物质，也无法轻易随水分排出体外。暴露于高剂量下会造成致命高烧，而低剂量的二硝基酚则对于糖尿病患者特别危险。二硝基酚会让人发热、发汗，通常还伴随出疹子的症状，有些中毒者则会丧失味觉，甚至是失明。更糟的是，减肥者很容易超量服用减肥药，她们可能以为剂量加倍就能加倍苗条，搞不好瘦下来的速度也能加倍地快。继乔治·纽曼成为英国卫生部医疗总监的麦克纳尔蒂（Arthur McNalty）爵士认为瘦身只不过是爱美的行为，他建议减肥者若非医师明确指示，则应避免任何减肥药与减肥配方，尤其是二硝基酚，在任何情况下都不应服用。1938 年二硝基酚终于遭政府禁用，但此时已有高达十万名美国人为了快速拥有曼妙身材而服用这种药物。低剂量的二硝基酚可使新陈代谢加快五成，因此一周就可能瘦下 1～1.5 公斤——但考虑到其风险程度，二硝基酚实在称不上是具有惊人疗效的神奇减肥法。

菲什拜因医师在论文《减肥药与减肥热潮》（*Drug Treatment and Fads*）中对二硝基酚着墨不少。他表示："减肥热潮持续不退，全国女性皆沉溺于各式各样危险的减肥方式中。每六个月就会有让女性趋之若鹜的新减肥热或瘦身技巧出现，直到科学证明该减肥方式无效或有害，热潮才退去。1930 年代各地女性纷纷尝试服用二硝基酚减肥，但后来许多病例却证明服用这种药物会导致白内障。如今为数众多的女性为了虚荣而损失视力。"在二硝基酚成为减肥药前，许多瘦身者也会服用甲状腺素药物，但却必须冒着因甲状腺机能亢进而心跳加快、情绪暴躁易怒与其他身体严重不适的危险。除了甲状腺素药物，许多人还尝试过"各种无效的专利药物，花钱购买无效的减肥药，最后只伤害了健康"。尽管如此，减肥药的危险至今却只是更变本加厉而已。

许多减肥者在吃了像 Formula 37、Slim 与 Corpu-lean 等减肥药后，不只失去赘肉，也失去了性命。减肥药生意越做越大。过去服用古柯碱瘦身的减肥者转而采用 30 年代非常容易取得的安非他命。当时最受欢迎的是一种称为苯齐巨林（Benzedrine）的安非他命。苯齐巨林原本是为猝睡症与疲劳所研发的药物，但同时也用于失乐症（anhedonia）的治疗。失乐症是一种患者无法感受快乐的现象，并伴随精神萎靡不振的症状，失乐症患者有可能以暴食来补偿这种不安的情绪，但又由于无法满足而越吃越胖。1952 年时，美国的安非他命年产量已超过 27000 公斤，若以 10 毫克为一剂来算，则足够产出将近三十亿剂的安非他命。到了越战最激烈的 1970 年夏天，医师所开的处方药中就有 8% 为安非他命，其中还不包含非法走私的部分。这些处方药中至少有二十亿笔是用于减肥。美国医学会早在 1943 年就已禁止安非他命的减肥用途，但五年之后，医师开始提供病患另一种成分含安非他命的热门减肥药 "Dexedrine"，而且经常会再一并开立巴比妥类药物缓和病患情绪。不过安非他命的药效会在使用六到十周后逐渐消失，因此药厂开始寻找更长效的减肥药物，并 "为无法摆脱暴食习惯的肥胖患者" 研发出 Tenuate、Preludin、Lucofen 与 Didrex 等减肥药，而 Biphetamin 与 Ionamin 两种药物，则是用来降低食欲焦虑与肥胖间的连接。此外，Appedrine、Prolamine、Control 与 Dexatrim 等减肥成药销量惊人，价值几百万的药物都在瞬间被抢购一空。减肥药中有一种称为苯丙醇胺（phenylpropanolamine）的成分，可同时用于治疗感冒与花粉症，此成分在 1979 年经 FDA 核准为一种安全温和的食欲抑制剂，但由于苯丙醇胺会产生引发出血性中风（脑或脑周边组织出血）的风险，目前已不再建议使用。

著名的地中海饮食（Mediterranean diet）一直到今天都还是健康长寿的秘诀，这套饮食的设计原则是简单的饮食、良好的健康概念，与还要来得更好的研究实证。设计出这套地中海饮食的美国生理学家安塞尔·基斯（Ancel Keys，1904～2004）与夫人玛格丽特（Margaret Keys）共同出版了许多畅销的减肥书与食谱，像是 1959 年《吃得好，活得好》（*Eat Well and Stay Well*）、1967 年《奇妙的小豆豆》（*The Benevolent Bean*）、1975 年《吃得好，活得好：地中海饮食》（*Eat Well and Stay Well the Mediterranean Way*）。这几本书都是一上市就立刻热卖，基斯也迅速登上《时代》杂志封面，并成为大家所熟知的"胆固醇先生"。美国投入第二次世界大战期间，基斯负责研发军粮配给包的任务，随后他又对几百万名战争幸存者进行饥饿对人体影响的研究，其中一项重大发现是确立饮食与心脏病之间的关联。基斯发现，心脏病发生率在战后饥饿的民众身上显著降低，而世界卫生组织（World Health Organization，基斯当时在罗马担任第一届农粮委员会主席）的意大利同人也向基斯提到，意大利人没有心脏病问题，因此基斯便展开了七国研究计划（Seven Countries Study）。计划中他追踪超过 1.2 万名来自意大利、希腊、南斯拉夫、荷兰、芬兰、日本与美国七国的 40～59 岁男性。这些男性的饮食模式迥异，但皆居住于乡村，从事相似的劳动工作。研究结果发现，美国人与芬兰人等饮食中含有大量脂肪的族群，其血液中的胆固醇浓度最高，心脏病死亡率亦然。至于以新鲜蔬果、面包、意大利面与大量橄榄油为主的地中海国家，血液中的胆固醇则明显较低，也罕见心脏病发作。每一万名芬兰人当中有就有 992 件心脏病例，相对之下，希腊克里特岛的居民中每一万人却只有九件。这项研究促使芬兰政府改善国民饮食内容，到了 1990 年代，芬兰人的心血管疾病死亡率已降低至不及当年的一半。基斯本人相当高寿，2004 年时，他在满一百○一岁生日的前两周去世。他毕生奉行低热量饮食原则，并搭配规律、安全又实用的运动方式；此外他自始至终都大力批判流行减肥法。他在 1959 年接受访问时曾表示，美国之所以受心脏疾病所困扰，是因为"美国人习惯把胃当成大量有害食物的厨余处理机"。

　　基斯就像许多饮食法的开创者一样，拥有多彩多姿的人生经验。青少年时的他曾离家到亚利桑那州的洞穴中去采集蝙蝠粪肥，在科罗拉多州的金矿工厂工作，也当过伐木工人。他十九岁就结了婚，只不过这段婚姻并没有维持多久。接着他又中断伯克利大学的化学系课程，上了一条开往中国的船当水手。后来基斯回到伯克利大学完成经济学与政治学学位，进入伍尔沃斯（Woolworth's）百货工作，又在 1927 年取得动物学硕士学位，三年后则成为海洋学与生物学博士。基斯亦曾于哥本哈根与剑桥大学国王学院（King's College）就读，但后来他因为哈佛大学提供了一个可专攻人类生理学的机会，而拒绝国王大学的聘约。根据基斯的说法，他想要"了解饥饿的影响，饥饿感持续的长度，以及使饥饿感消除的条件为何"。1950 年他将研究成果发表为论文《人类饥饿生物学》（*The Biology of Human Starvation*），此书至今仍是饥饿对人类生理与认知影响的重要著作。

《人类饥饿生物学》的研究主题为饮食、新陈代谢与健康之间的关联。这本上下两册的巨著是第二次世界大战期间，基斯以三十六名良知反战者[1]为实验对象所得到的研究成果。书中探讨身高、体重、饮食、血脂肪与心脏病发生率间的交互关系。研究对象皆为年轻健康的男性，起初他们保持正常饮食一段时间，接着便进入为期三个月的半饥饿状态，这段时期内实验对象必须每周步行 35 公里，三个月的半饥饿阶段过后则进入恢复期。这些年轻人过去都没有体重问题，也不会对食物特别感兴趣，但在他们展开饥饿饮食法后，大家想谈论、想阅读的主题就只有食物，夜里梦到的也全是食物。他们开始对烹饪与菜单感到着迷，三个月的半饥饿期才过一半，其中的十三位就已经聊到实验结束后要以烹饪为业。即便如此，实验对象中有许多人认为自己无法只靠饥饿饮食餐熬过三个月，因此他们会在冲动下偷吃起来，但之后又对此感到罪恶。他们开始显得焦虑，产生忧郁倾向，无法集中注意力并变得退缩。其中两位男性情绪失控，另外还有一位为了退出实验甚至不惜切断指尖。所有实验对象看待身体的方式都产生了变化。饥饿期结束之后，实验对象的个性明显恢复正常，但他们之

1　基于道德或宗教信仰而拒绝参战或服兵役的人。

中的某些人仍旧有饮食问题，并无法摆脱想进食的念头。基斯的研究结果显示，断然节食将对生理与心理产生非常强烈的作用，而这本著作也为社会大众对饮食内容与运动量的态度带来深远的影响。

1950 年代时，战后风气鼓励英国孩童将餐盘中的食物吃得精光，因此即使到了现在，许多那一辈的人，无论是否已经吃饱，依旧很难接受将吃不完的食物剩下来或直接丢弃，看到其他人这么做还会稍稍感到讶异。第二次世界大战期间，全英国都被迫实行一种低脂、低碳水化合物、高纤、分量小的"困乏"饮食，而英国人民也因此获得至今仍难以超越的健康活力。在美国，战争所带来的人口移动使民众接触到更多样的美国食物，使美国人的日常饮食模式变得更加多元化。战争结束后国际贸易扩张，尝遍异国饮食与烹调方式的军人回到故乡，也为饮食模式与饮食习惯带来改变，但食物配给（美国于 1946年终止配给，但英国则持续到 1954 年 7 月 4 日午夜）与食物短缺依然持续影响着一般人的饮食方式。

文化转变正在形塑大众对节食的态度。采访首批核武器开发过程并亲眼目睹原子弹轰炸长崎的《纽约时报》记者 [1]，将 1950 年代与1960 年代定名为"原子时代"。冷战自此正式展开，苏联于 1957 年发射人造卫星史普尼克一号（Sputnik 1），社会大众也明显感受到科学的进展。但科学进展与节食又有什么关系呢？要回答这个问题，我们就必须重新思考个人与国家的意义，观察个人与社会自我审视方式间的差异。理查德·麦卡尼斯（Richard MacKarness，1916～1996）在1958 年所出版的著作《吃胖变瘦》（*Eat Fat and Grow Slim*）中，解释过去十年间原子研究如何协助生理学家解开人体生化反应之谜。书中叙述生理学家利用放射性同位素标记人体中的化学物质，并借着追

1　威廉·劳伦斯（William L. Laurence），以色列－立陶宛裔美国人。

踪放射性同位素，发现脂肪与碳水化合物两种"过去笼罩在谜团中的"物质是如何进行新陈代谢。这项研究使人类对肥胖又有更深一层的认识。肥胖看似矛盾：某些人吃太多会胖，但某些人摄取同样的饮食，体重却不受影响。这种现象早在很久以前就已引起注意：本书第四章中提过的博斯韦尔，两百多年前就曾提及这种不公，而1930年代的兰比教授亦发表过类似言论。1950年，伦敦皇家医学会（Royal Society of Medicine）教授查尔斯·多兹爵士（Charles Dodds）对容易发胖与吃不胖两种体质的人进行研究。他找来一群体重多年维持不变的实验对象，并给予他们比平常食量多二到三倍的食物，实验过后这些人的体重并未增加，但新陈代谢率却为了燃烧体内的多余热量而提高。另一组过去体重起伏不定的实验对象也吃得比平时多，但最后他们不仅胖了，新陈代谢也没有增加。故实验结果显示，就算是体形、活动、食量都相同的人，对饮食过量也会产生截然不同的反应。

麦卡尼斯认为，这个广为人知的现象向来受到撰写减肥书籍、瘦身文章的"专家"忽视。此类减肥书籍主要希望借瘦下来就能多吃的概念来说服减肥者少吃一点。麦卡尼斯引述《时代》杂志1957年一位医疗记者的文章为例：该记者表示"很多女性会说'可是我几乎什么都没吃'。但这么说是没用的。减肥的不二法门是：无论原本食量再怎么少，只要想瘦下来就必须吃得更少。只要吃得更少，身体就会运用体内的储备脂肪来供给必要的能量——如此一来就能瘦下来了"。在麦卡尼斯看来，这种减肥观念错得离谱，毫无同情心，完全过时，可惜却非常普遍。这个观念呼应了威廉·沃德医师对减肥的看法。1829年时，威廉·沃德医师在毫无科学根据下，将过度肥胖归咎于饮食漫无节制，并建议减肥者应摄取营养价值极低的食物。甚至连《临床医学研究期刊》（*Journal of Clinical Investigation*）在1930年的一篇论文都坚称"新陈代谢异常绝不可能是肥胖的直接成因，肥胖始终都是饮食习惯无法随代谢需求调整所导致"。换句话说，肥胖与健康问题无关，肥胖始终是饮食过量所造成的。胖子当然可以用少吃一点的方法瘦身，但这种瘦身方式令他们感到畏惧、疲惫，瘦身过程中还会变得暴躁易怒，但他们正在让自己处于饥饿之中，我们又能苛求什么呢？

人的确会因为吃太多而发胖，但麦卡尼斯坚持吃太多并非肥胖的真正成因。真正成因在于胖子"消耗的能量比不上从食物所摄取的能量"。他推测，或许胖子生来就贪吃，但也或许"他们的食量其实相当正常，却由于身体处理食物的能力有所缺陷，造成身体无法将食物转换为能量，反而转化为脂肪并存在体内"。换句话说，暴饮暴食并非肥胖的元凶，新陈代谢失调才是。遗传可能是肥胖成因的说法从此时开始出现。

首先要了解的是，淀粉与糖会让胖子更胖，而"身体处理碳水化合物的能力有缺陷"，无法燃烧多余热量，乃是过度肥胖的真正成因。麦卡尼斯特别强调身体缺陷的做法违背他对流行减肥"专家"的嫌恶，也违背了他热心想让大众了解减肥真相的初衷。麦卡尼斯认为，一百年前减肥 22 公斤的班廷是头一位发现这项生理缺陷的人，他瘦得"毫不痛苦，无须挨饿，减肥的同时还能享用美食与美酒"，而班廷则是从医师身上学到碳水化合物对胖子是毒药的概念。在 20 世纪，医师和减肥专家都对"少吃少热量"的减肥理论紧抓不放，该"减肥教条得到崇高的历史地位，也在研究现代生理学的大祭司祝福下显得神圣不可侵犯"。然而 1944 年时，纽约市立医院（New York City Hospital）让肥胖患者采用一种每日食用 680 克肥肉的减肥餐。医院鼓励减肥者尽量满足自己的胃口，部分减肥者也非常乐意奉陪——最后令人惊讶的是，这些人还是成功地变瘦了。

班廷的理论因布莱克·唐纳森（Blake F. Donaldson）医师而得以

复兴，但当时这套理论只有在美国得到注意，因为英国仍未脱离战时的粮食配给制度，日常饮食中的脂肪及蛋白质分量仍然受到限制。不过 1956 年时，《柳叶刀》发表了一项伦敦密德赛医院（Middlesex Hospital）以班廷饮食法所进行的研究。研究者亚伦·克威克（Alan Kerwick）教授与帕万（G. L. S. Pawan）医师的结论支持班廷所使用的减肥方式："饮食成分会影响肥胖者的热量消耗。脂肪及蛋白质增加热量消耗，但碳水化合物却减少热量消耗。"假使脂肪、碳水化合物与蛋白质在饮食中所占比例保持不变，体重就会随热量摄取减少而降低；相对地，假使将每日热量摄取控制在 1000 大卡，则进行高脂饮食的人体重减少速度最快。若热量摄取增加至每日 2600 大卡，但饮食成分以脂肪与蛋白质为主，体重依旧会降低。因此克威克教授与帕文医师归纳，减少的体重中有 30%～50% 是来自身体总水量，其余 50%～70% 则是体脂肪；然而在食物中极为重要，并为身体组织与肌肉生长修复所需的蛋白质，对体重变化并没有太大的影响。减少饮食中的碳水化合物，就如同长期以来所认知的，确实是减肥关键。

减肥产业在 20 世纪发展到前所未有的规模。历经两次世界大战与经济的萧条与兴盛，苗条的标准尽管有所差异，但维持好身材的压力却同样沉重——但吊诡的是，无论哪种体形都与放纵脱不了干系，因此便产生了豪泽之流的减肥大师，与阿特拉斯一类的健美先生，两人皆崇尚纪律与严格的减肥规范。这些人从光鲜亮丽的电影年代中获利；战后、经济萧条后太富裕太招摇而毁誉参半的名人产业，也让他们坐收其利。除了流行趋势，科学知识的进展也同时发生着：一方面有基斯严肃的学术研究，以及菲什拜因、麦卡尼斯等人根据减肥历史发展所进行的分析；另一方面，则有利用医药技术突破大捞一笔的制药公司，这些将本逐利的制药公司很清楚减肥药品可带来短期成效，长期下来却将导致减肥失败。

第九章

当今的减肥产业

　　过去的一百年间，减肥市场呈现爆炸性的成长：正如我们在前一章所见，减肥计划、减肥药、减肥饮食与各式各样减肥道具销量大增。走极端向来是减肥产业的特色。某些减肥概念、减肥配方或器材或许会伤了荷包，但不至于伤身，而另外一些减肥方式则会对健康造成威胁，有时甚至更害人性命。许多奇特而不正当的瘦身方式——掺有泻剂的口香糖、含有食欲抑制剂成分的香烟——有人宣传，也有人尝试，其中许多都不过是医师、江湖郎中与减肥大师所编造出来的骗局。某些产品找来名人代言，另一些则利用"好感"来推销，主打一位笑容迷人的三十多岁女郎，她理想中的极乐世界，就是拥有十七岁时的紧实翘臀。减肥书籍无所不在，书中字里行间所流露的急迫感，像极了对满足感的期待。这些书籍利用迫切想得到减肥成效的心态，推销无法达成的目标，最终将无可避免地引发自我厌恶与减肥失败的恶性循环。

减肥产业不外乎就是剥削与利润。异想天开又往往虚假无效的减肥配方历史悠久，如今市面上的减肥药不过是其中的最新手法。许多减肥产品号称"天然"，含有巴西莓成分的营养品即为一例。这类"奇迹"饮食的销售人员打着缺乏科学依据的产品诉求，擅用知名人士的名号做生意，宣称巴西莓可治疗糖尿病与其他慢性病，甚至能增大阴茎尺寸，具有减肥效果。近期美国联邦贸易委员会（Federal Trade Commission，其宗旨为"保护美国消费者"）指控减肥药厂商广告不实，并在厂商提出和解后获得2500万美元的和解金。2007年，联邦贸易委员会申诉减肥药"TrimSpa"广告中不恰当地引用科学证据，该产品及其成分之一的蝴蝶仙人掌（Hoodia gordonii），是以抑制食欲的方式造成体重快速流失。已故美国艳星安娜·妮可·史密斯（Anna Nicole Smith）曾为TrimSpa的"无麻黄成分X32配方"减肥药代言，宣称她在短短八个月内便靠这款减肥药瘦下31公斤。另一种"梦幻曲线'速'效减肥药"则强调能"轻松让您减去15、20甚至是30公斤（或任何您想减去）的体重"。联邦贸易委员会主席表示："号称掌握突破性科学研究成果，或含有神奇成分的药丸，绝不可能有减肥功效……购买科学热潮下的减肥产品有助于损失金钱，却无法流失体重。"除此之外，连健康与自信也将一并失去。

2009年2月，《柳叶刀》报道了一款新的减肥成药"奥利斯特"（orlistat）。奥利斯特在美国已取得贩卖许可，近期也获准在欧洲各国开卖。该减肥药以"爱丽"（Alli）之名在市面上销售，瞄准BMI值超过28的客户群，可预防身体吸收脂肪，"促进"体重减轻，造成一股热潮。让"爱丽"变得像阿司匹林一样容易取得，不过是鼓励人利用一步登天的快速减肥法，得到传说最迷人、充斥于媒体中的苗条身材。但直接向药局购买"爱丽"成药，比起凭处方取得的价格还要昂贵许多：在英国，"爱丽"成药一日所需的剂量售价相当于1.4英镑；若凭处方笺取得，则一个月份的剂量只需要7.4英镑。此外，"爱丽"当然药效有限——服用"爱丽"每年平均仅能减去2.5公斤的体重。《柳叶刀》指出，"爱丽"容易取得未必是件好事，因为这种药物几乎确定会遭到滥用，而缺乏医药人员监督用药，也意味着用药过量很可能会导致没有诊断出的健康问题。2011年时，FDA开始调查"爱丽"这种"相关研究最多的减肥药物"与三十二例严重肝脏伤害的关联性，其中的二十七位病患还必须住院治疗。目前已确知"爱丽"会带来某些相当不适的副作用，包括胀气与特别不舒服的泥状便腹泻症状，但这些症状的严重程度与肥胖相较之下微不足道，因此依旧挡不住"爱丽"的抢购热潮。

2011年初FDA拒绝准许另一种减肥药Contrave（盐酸纳曲酮与盐酸安非他酮的缓释片）上市，并告知研发的药厂必须对此药进行长期研究，确定服用此药不会提高心脏病风险。此药结合了两种现存药物共同作用，以达到抑制食欲的功效。这两种药物分别为抗忧郁剂安非他酮（bupropion，药品名称为Wellbutrin，戒烟药物Zyban的成分中亦有安非他酮）与治疗酒精与药物成瘾之纳曲酮（naltrexone）。罗氏药厂（Roche）在1999年推出的"罗氏鲜"（Xenical）是最后一种获准上市的减肥药，这种很少使用的药物是如今唯一可长期服用的减肥药；但直至目前为止，每一种减肥药都有不良副作用。早期某些减肥药衍生出严重的健康问题，因此从近期Contrave遭FDA拒绝上市，便可看出当局欲强调额外安全措施的重要性。此外，药厂研发减肥药物的难度提高，则证明减肥真正需要的是改变生活形态，而非药物。无论如何，Contrave就如同其他减肥药，虽然没有特别明显的减肥成效，却能有效增加药厂利润。

瘦身药品市场根据药物作用机理可区分为五大类：增进脂肪燃烧（生热作用）、抑制蛋白质分解、抑制食欲与增进饱足感、阻断脂肪吸收、情绪调节。制药公司表示，假使减肥者花上够多的钱，吞下够多的药，就有可能——但只是有可能——在建议期间减去寥寥几公斤，但靠减肥药减去的体重，少到减肥者大可靠戒吃饼干就能达成，更遑论减肥药的效力不可能持久。以"科学"包装减肥药是对科学的侮辱，也是在误导消费者。过去助长肥胖偏执的减肥药产业，如今正从这场肥胖流行病中大发利市。2009年英国所开出的减肥药处方达到145万张，增长了13%，短短十年内就增加了11倍，可见减肥药厂商正舒服地把自己养肥当中。

减肥大师也不断出现。他们与过去将近两百年来的前辈没有两样，都在贩卖"专业"、减肥疗程与特殊食品。法国医师皮埃尔·迪康（Pierre Dukan）的事迹让人回想起一百多年前的班廷。在某位体重过重的病患恳求下，迪康医师创造出一套畅销减肥法。他要求病患回家尽情食用各种不是肥肉的肉类，喝大量开水，五天后再来见他。这位病患听话照做之后，据说瘦了将近5公斤。这套迪康减肥法有科学权威背书，而减肥者也得到保证能随心所欲地进食：无需挨饿，也不用减少食量。首先，采用这套减肥法的人爱吃多少就吃多少，他们可从一张列出七十二种高蛋白食物的清单上选择食物，清单上包含瘦肉、鱼类与一些脱脂乳制品，接着则是蔬菜（另有一张二十八种蔬菜的清单）。迪康减肥法不计算卡路里，减肥过程分为四个阶段，其中两个阶段是体重降低期，另外两个则是体重维持期（降低期与维持期在迪康减肥法中又称为"攻击期"与"航行期"，这两个名称巧妙呼应了积极减肥的心态）。克拉克斯顿医师1937年那套对卡路里精打细算的减肥法也分成不同的阶段，而年代更接近迪康减肥法的阿特金斯减肥法亦不例外。阿特金斯减肥法分为四个阶段：减肥诱发期、体重下降期、预先维持期、终身维持期。减肥者先让身体适应脂肪，并"治愈"身体对"不合宜"食物的渴望，接着再逐渐增加碳水化合物在饮食中的比重，直到体重达到平衡为止。根据迪康的说法，阿特金斯减肥法颠覆饮食概念之处，在于发现热量间的差异性，就好比同样是 100 大卡的糖与鱼肉，其实所差甚远。但就迪康看来，这种减肥法的问题，在于减肥者的脂肪摄取量没有受到限制。迪康表示，这种做法在体重减少的阶段能行得通，但到了维持理想体重的阶段就不适合了。

罗伯特·阿特金斯（Robert Atkins，1930～2003）是美国心脏科医师，三十出头的他体重已高达 102 公斤，其肥胖主因就是垃圾食物饮食。1963 年，阿特金斯医师阅读了《美国医学会期刊》中一篇关于艾尔弗雷德·彭宁顿（Alfred W. Pennington）的低淀粉饮食报道，因此受到启发，成功减肥，他的六十五位病患也和他一起瘦了下来。1965 年阿特金斯医师接受《今夜秀》（*Tonight show*）访问，他与他的减肥法亦登上 1970 年的《时尚》杂志（阿特金斯减肥法有段时间又称为"时尚饮食"）。《阿特金斯医师的饮食革命》出版于 1972 年，并陆续销售了数百万本。二十年后，阿特金斯医师又再度出版一上市就热卖的畅销书《阿特金斯医师的新饮食革命》（*Dr Atkins' New Diet Revolution*）。在阿特金斯减肥法最风行的 2003 年与 2004 年间，预估北美成人中每十一人就有一人使用这种减肥法。阿特金斯饮食法的宣传口号为"不用挨饿，真正有效的豪华减肥计划"，也就是所谓的"生酮饮食"。生酮饮食是利用"酮中毒"（ketosis）现象减肥。一旦碳水化合物摄取太少，体内没有葡萄糖可促发胰岛素反应，身体便必须利用脂肪作为主要能量来源，这个过程就是所谓的"酮中毒"。阿特金斯医师主张，碳水化合物使身体产生过多代谢血糖的胰岛素，因此会引发饥饿感。阿特金斯减肥法限制"可消化的碳水化合物"之摄取量，许多后来论点不同的减肥法亦实行这种减肥方式。以"碳水化合物爱好者饮食法"（Carb-Lover's diet）为例，这套饮食计划的原则是，只要碳水化合物具有"抗解"特性（意味着不会在小肠中消化吸收），减肥者便可尽情食用。"碳水化合物爱好者饮食法"以一副过来人的姿态告诉减肥者：这套减肥法是"效果迅速持久的新科学革命"，只需要"吃爱吃的食物，就能苗条一辈子"。

　　减肥专家的故事大家都耳熟能详，而阿特金斯医师也是其中之一：一个胖子发现了某种减肥方式，亲身见证其减肥功效后，便将这套减肥法销售给其他人；而阿特金斯的医师身份又为他的减肥法增添权威感。迪康医师曾表示自己试过不下两百种减肥计划（但只有慧俪轻体公司［Weight Watchers］因为提供团体减肥服务而值得一提）；在大约十年前，他对法国民众公开自己的减肥方式，他的著作也在世界各地畅销数百万册。如今迪康医师善用网络资源，单是在法国，便有十万名左右的订阅者每月支付十欧元购买他的减肥服务。名人代言对迪康的减肥事业肯定也有加持效果，但 2010 年时，法国国家食品安全、环境及劳动局（ANSES）指出，迪康减肥法、阿特金斯减肥法与其他同性质的减肥方式，有可能造成肌肉损耗、骨折，并提高癌症与心脏病风险。法国营养学家勒塞尔夫（Jean-Michel Lecerf）与寇考尔（Arnaud Cocaul）博士表示，95% 的减肥者在停止节食后便会复胖，某些情况下他们甚至会变得比减肥前更胖。

　　节食法不断推陈出新，但每每都是新瓶装旧酒，同样的道理亦可套用在某些新奇古怪的瘦身产品上，像是嵌入全息图（hologram）、号称能增加身体能量流动的能量手环，还有以晶体融化脂肪的燃脂紧身裤袜"Scala Bio-Fir"。这款为女性设计的"尖端科技紧身裤袜"，据称可借着混纺生物晶体的"神奇纱线"增加血流量，帮助肌肤升温，"减掉多达一寸的臀围与大腿围"。这款紧身裤袜乃是 20 世纪初期橡皮束身衣的后继者，标榜能打造出"修长曲线"，而产品测试报告中也宣称，试用过的女性消费者有八成成功消除脂肪——只不过她们必须每天穿六小时，连续穿三十天才会见效。除了紧身裤袜，Scala Bio-Fir 的束裤中也运用同样的神奇材质，上市当月便在英国 John Lewis 百货公司售出 2.5 万条，打破该百货公司的销售记录。同一时期医药领域也出现新进展，像是研发出可抗饥饿的气味，利用食品研发过程中的特殊气味，激发大脑中释放饱足信息的区域。《农业与食品化学期刊》（*Journal of Agricultural and Food Chemistry*）表示，这项发现的真正挑战，在于如何将"概念"与实际食品结合。另一项疯狂发明则是减肥护唇膏"Burner Balm"。Burner Balm 的美国制造商表示其产品可抑制食欲，并借由燃烧脂肪与碳水化合物增加能量消耗。这款减肥唇膏中含有绿茶与蝴蝶仙人掌萃取物等抑制食欲的成分，但英国国家肥胖论坛（National Obesity Forum）谴责该产品是专门瞄准年轻女孩的害人把戏。

至于金钱，是否足以作为减肥诱因呢？ 2009 年时，英国国家医疗服务体系（NHS）下的基层保健信托基金，在肯特郡进行为期一年的"一磅换一镑"测试研究，提供 425 英镑的减肥奖金。报道指出，402 位志愿参与者当中，有一百多位一年下来瘦了将近 12 公斤；然而这项测试中途退出率高，因此并看不出奖金对减肥的号召力究竟有多大。"一磅换一镑"计划的主办单位是私人公司 Weight Wins。Weight Wins 亦提供自家客户数千英镑作为减肥奖金，只要在指定期间内达到预设的减肥目标并维持理想体重不复胖，即有资格领取。客户必须支付一笔入会费与后续的月费，但毫无疑问，减肥失败就代表减肥客户也会跟着口袋空空（又是同样的下场）。现金未必对每个人都有刺激效果，因此减肥者还能选择"西好莱坞的脂肪沟通师"（Fat Whisperer of West Hollywood），这类减肥大师能与客户的脂肪细胞对话，说服脂肪离开人体。报道指出，脂肪沟通师会对体内的多余脂肪下令："我令你们出去！"那幅场景宛如现代版的洁净圣殿[1]一般。脂肪沟通师还另外使用自创的低卡减肥餐、排毒全身裹敷、排毒茶、加热充气衣，以及一台超音波仪器辅助其脂肪沟通术，真可说所有想象得到的无效减肥法都在此集大成。此外，该脂肪沟通师的客户显然有七成是知名人士。

对个体而言，肥胖是个人问题，不是公共问题；但即便过去世界尚未深陷于肥胖危机之前，肥胖就已经是受到高度瞩目的全国性议题。在经济萧条与战争的年代，尤其是第一次与第二次世界大战时，胖子总会被当成叛徒，然而肥胖对国家的影响力远不止如此。政府的公共卫生防治与大范围的社区计划鼓励民众将减肥视为公民责任——此概念源自古希腊罗马时期，但即便到了 2011 年 1 月，《波士顿环球报》仍主张，肥胖流行病的唯一解药是通过完善积极的联邦法防治肥胖。英国为了"改变一生计划"（Change4Life Campaign）这项全民运动投入庞大经费，而首要目标就是肥胖防治。在法国则有一项计划号召店家、教师、医师、药剂师、餐厅经营者、运动协会、媒体、科学家以至于地方政府等各界人士参与，试图鼓励学童吃得更健康，运动量更充足。两项瑞典研究则显示，认知治疗（为患者提供所需的心理与情绪技巧指导，让他们能做出改变并维持改变成效）对情绪调节与饮食习惯控制有所帮助。

女儿从母亲身上得到的饮食习惯未必只是学来的。基因假说是造成肥胖的最新解释之一。该假说指出，严重的肥胖遗传缺陷可回溯至数十年前。据英国《自然》（*Nature*）期刊 2010 年所公布的调查显示，呈现病态肥胖的人（BMI 指数超过 40 者）据说体内缺乏一段

1　《新约圣经》中记载耶稣进入圣殿，驱逐在圣殿中做买卖的人。

微小的脱氧核糖核酸（DNA），此段脱氧核糖核酸中含有大约三十种基因。然而，究竟那些消失的基因实际作用为何，目前并没有人晓得；而其他与慢性肥胖相关的遗传隔阂或遗传变异可能也尚未得到厘清。与体重增加相关的基因可能不下数百种，每一种都会造成非常微小的体重变化，但至今仍看不出这些基因对脂肪累积有多大影响，顶多就是 1 公斤的差别。个人对环境、对垃圾食物或例如运动所产生的反应也和遗传相关。基因研究的结论显示，各年龄层民众的肥胖与脂肪分布变化，有七成受遗传差异影响，另外三成则来自环境差异。尽管肥胖受演化与生物方面的因素影响，但大多数科学家皆同意，20世纪晚期许多国家肥胖率上升的成因并非内在生理因素，而是饮食场所、饮食内容、食量与运动量等大环境的改变所导致。某些科学家主张，食品业者设计出迎合人类生理渴望的食品，因此越来越多高热量、低营养价值、价格更低廉、包装更精美的食品出现在世界各地，增加罹患重大慢性疾病的风险。饮食公司有如烟酒业者，提及口腹之欲时总爱特别强调个人责任，如此一来，才好将健康相关成本直接转嫁回消费者与纳税人身上。

许多减肥者受到社会文化影响，选择了一个在他们"设定点"体重范围之外的减肥目标，这个目标不仅无法维持，更使得减肥过程痛苦不已。1990 年代中期，洛克菲勒大学（Rockefeller University）的分子遗传学家杰弗里·弗里德曼（Jeffrey M. Friedman）发现调节食欲的荷尔蒙"瘦体素"，并主张瘦体素会导致肥胖者在人生中不同时期拥有不同的体重"设定点"。许多科学家认为，人类的体重天生就会维持在一个特定范围内，而此范围就像身高一样因人而异。这个看法为身体抗拒减肥提供了最好的解释。定点理论主张，超重或过瘦的判定，应该要以体重是否高于或低于个人定位点来衡量。一位非常瘦的女性或许看似体重过轻，但该体重值却可能正好或高出设定点，亦符合其生理需求。定点理论有人赞同也有人反对，但体重过重者"捍卫其脂肪存量的严密程度不下于体重正常的人"，是已知的普遍现象。此论点并不代表设定点无法改变。体重设定点依旧会受到年龄、饮食、运动习惯或烟酒使用行为所影响：体重设定点可能会因为做很多运动而下降，但也可能因吃太多糖与脂肪而上升；更重要的是，节食似乎会造成体重设定点提高。

从现有食物中选择该吃什么是一种心理决策过程，而饮食选择则会对饮食的生理效应带来直接影响。药理学、生理学、遗传学、经济学、社会学与心理学领域的专家，均致力于研究人类天生的饮食偏好，与后天习得的饮食厌恶。喜爱甜甜圈滋味（正面）的人会为体重烦恼（负面），同时感受到正负两面的矛盾反应，而矛盾感高的人会更容易向食物的诱惑屈服。一般人常提及某些食物的营养价值对人体很重要，但研究显示，食品制造商由于已经成功改良低脂食品风味，在直接迎合大众的减肥兴趣上还要来得更胜一筹。

改变行为与选择的方式之一就是试着运用想象力。这绝不是在开玩笑！只是在脑海中进食而没有发生实际的饮食行为，有助于改变饮食方式与习惯。《科学》（*Science*）期刊发表了一项以三百多位志愿者参加的研究，此研究主张，想象进食的过程，如食用一条巧克力，可有效重新调整饮食方式；此外研究还指出，当烟酒等其他物质瘾头上来时，这种想象的技巧也很有帮助。节食期间要试着不去想食物几乎是不可能的事，这么做也会让节食过程变得极度痛苦。与其抑制进食的念头或试图转移注意力，倒不如重复想象进食、品尝、吞咽的过程。根据此研究结果，想象进食可让现实中的食物摄取量减少至原本的一半。这项研究观察"习惯化"的神经处理历程，并发现"习惯化"不仅受到视觉、嗅觉、听觉、触觉等感官刺激所控制，还会受到摄食经验在内心中的呈现方式所控制。想象似乎能取代实际经验。不同食物会引发不同的情绪及认知反应，而饮食选择与食量皆会受到思想与感觉所影响——饮食内容有可能是情绪转变的直接成因，有时候我们甚至会在有意识下借食物来改变心情。所有的人肯定都不否认，无论是好是坏，心情都曾受甜食与高脂饮食影响，刻意吃巧克力来转换心情就是一个例子。

饮食所活化的大脑区域大致上与鸦片等药物所活化的区域相同。一般认为多巴胺这种带来强烈快感的神经传导物质可刺激需求与食欲。研究发现，肥胖者对奖励的敏感程度低于稍微超重的人，显示许多人借着长期饮食过量来刺激大脑释放更多的多巴胺。多巴胺可缓解压力与忧郁情绪，是故饮食的社会烙印对非常肥胖的人所造成的痛苦，也能因此减轻。暴食症等饮食失调症状使药物滥用风险提高，可能也和多巴胺有所关联。饮食过量有可能是因为混淆了情绪激动与饥饿的感觉，或希望靠饮食寻求慰藉，转移情绪困扰。尽管这么说有点多此一举，但多巴胺是在过去三十年左右才成为严肃研究的主题。1983 年的一项情绪量表分析发现，体重过重的女性在心情不好时会吃更多零食。另一项在 1998 年的试验，观察护士与老师的饮食记录；记录显示，实验对象在感觉压力程度达到最高时，会增加高脂食品的摄取。此外2002 年的研究则发现，与奖励相关的进食行为可能会刺激多巴胺分泌——即制约反应中的重复连接。然而这些研究结果所衍生出的论点，却是主张进行药物研发，利用药物来阻断特定食物刺激多巴胺分泌所带来的愉悦感。这类药物将可去除进食所带来的快感（与早期苯齐巨林的效用正好相反），相当于以投药来停止药物作用。

减肥用药的情形反映出现今社会"医疗化"的部分现象，过去认为是个体差异的各种行为与症状，如今皆成为药厂有利可图的公开市场。举例来说，极度害羞的人或许会为了让自己参加聚会而服药，胖子也会为了变瘦而吃药，因为理想的人类形象显然就该是苗条有自信。这个概念并非最近才出现。以 1954 年出版《饮食、思考、苗条》（*Eat, Think and Be Slender*）一书的利奥尼德·科特金（Leonid Kotkin）医师为例，他就曾直言不讳地表示，治疗师与医师可从"观赏真实的自我从肥胖身躯中浮现，获得极大的乐趣"。想法激进的精神科医师托马斯·萨斯（Thomas Szasz）在 1973 年则主张，精神科医师这门行业之所以存在，就是为了研究与控制那些无法适应医学标准下之"正常"社会行为的人。根据萨斯医师的说法，精神科过去治疗的对象是同性恋、犹太人、药物成瘾者与精神失常的病患，如今则开始把体重过重的人纳入治疗对象，并将减肥饮食与减肥法看作一种道德秩序强加于病患身上，而不（只）当成是科学的治疗方式。为了叙述体重"不正确"的现象，肥胖病学（bariatrics，其字根"baros"在希腊文中的意思为体重）这门新的医疗专科于 1960 年代中期成立。萨斯医师指出，不过短短几年间，新成立的美国减肥瘦身专科医学会（American Society of Bariatric Physicians）在 1972 年就拥有 450 名会员。1973 年时，另一位精神科医师艾伯特·斯顿卡德（Albert J. Stunkard）亦主张，"过去二十五年以来，我国对减肥的关切程度，已从稍微在乎，演变为凌驾一切之上的执念。如今在意肥胖几乎成为一种全国性的精神官能症"。

执著于瘦身这种精神官能症，看来并非短时间内就能治愈的问题。对某些人来说，光是想到自己可能稍微过重，就可能引发严重的焦虑。据估计，体重不算过重的女性之中有至少半数曾经节食。我们往往都是以人格类型或其他心理观念来解释减肥者是否能达成减肥目标，又是否能维持理想体重。大多数人，甚至是专业人士，都认为体重过重的人非得铆足全力才能成功减肥，但减肥成功与失败的差异并不能只从单一现象来思考。我们晓得，一旦摄取的食物少于日常所需，就会产生生理上的变化，如今亦有越来越多证据显示，节食者的身体在试图应付饥饿的过程中，会陷入一种恶性循环。体重下降在第一阶段的节食过后日益减缓，使减肥变得越发难以持续。

根据 2009 年在《新英格兰医学期刊》(*The New England Journal of Medicine*) 中对八百名美国肥胖成人所做的一项重要研究，节食法能发挥的实际效用微乎其微，但个人行为的影响力却相当庞大。研究中的某些人减去 23 公斤，但某些人却增加了 2 公斤，因此哈佛大学公共卫生学院 (Harvard School of Public Health) 的萨克斯 (F. M. Sacks) 博士表示，节食能否持之以恒究竟是受到哪些生理、心理或社会因素所影响，才是减肥成功与否的关键问题。萨克斯博士认为，未来研究人员不应将太多重点放在饮食内容上，而应该更集中火力找出减肥成功的主因。直接处理个人与群众集体心理才是减肥的治本之道。节食只能解决表面的症状，一旦减肥失败，还可能为减肥者带来更深的挫折感……除非减肥者愿意正视心智的运作方式。

减肥动机与减肥承诺只是问题的一部分。根据多伦多大学 (University of Toronto) 心理学家的说法，假使节食者减肥意志力不小心动摇，一时之间打破节制饮食的誓言，他们并不会为多吃下肚的热量感到忏悔，反而会继续沉浸在罪恶的放纵之中。许多人都有"一不做，二不休"的想法，但这种想法其实是一种引人上钩的思考陷阱，所有的减肥者都可能落入其中。要是因为"把持不住"吃下一片蛋糕，何不干脆放弃节食，继续吃完整个蛋糕，明天再开始减肥就好呢？此外，由于节食者即将剥夺自己的饮食，他们反而会在"减肥前夕"放肆地大快朵颐。尽管减肥者克制对食物的欲望，食物却变得比过去任何时候都来得重要。正如我们之前所见，与没有节食的人相较，节食中的人更容易在焦虑或沮丧时寻求食物的慰藉，虽然破戒后他们并非随时吃个不停，但食量比起没有节食的人却大上许多。减肥能否成功的关键显然是减肥者的"情绪准备度"，也就是说，为了成功节食减肥，减肥者必须像准备马拉松赛跑一般地接受锻炼。准备与计划才是减肥成功的核心。

展开节食就是有意识地做出减肥决定，并忽略身体内在的自动调节机制。然而，一旦节食中断，无论是暂时中断或永不继续，节食者都会面临恢复暴饮暴食的风险。身体在节食过程中会自我调节，减少能量消耗，降低新陈代谢率（即身体消耗能量的速率）。身体减去的重量越多，需要的食物就越少，减肥者也会因此感到无精打采，新陈代谢率变慢。假使体重下降太快，减去的就可能不只是脂肪，还会失去瘦肉组织或肌肉；此外，由于新陈代谢率取决于体内瘦肉组织的比例，一旦瘦肉组织减少，新陈代谢率就会变得更加缓慢。因此整体而言，减肥最好事先谨慎规划，并不可操之过急：减肥需要终身的承诺，而不是一个接一个尝试各种减肥餐。这类重复节食的行为极可能比稍微肥胖更加有害健康。目前已知心血管疾病、中风、糖尿病等在西方世界日益盛行的疾病，便与重复节食相关，不过真实成因科学家至今仍未完全了解。

《新英格兰医学期刊》中有一则研究观察数年间体重大幅变动的成年男女，结果发现，与体重相对稳定或甚至过胖的人相较之下，体重大幅变动者死亡风险显著较高，而死因又以心脏病为首。在英国，每年有多达三万名患者太过年轻便死于肥胖，但他们的死其实是可以避免的。英国国家健保局每年为肥胖防治斥资十亿英镑，其他相关的间接开销则高达二十三亿英镑。欧洲有过半数人口体重过重或肥胖，而英国人则是全欧洲最胖的民族——英国的肥胖人口在过去二十五年间增加为原本的三倍，也就是说英国成人几乎每四人就有一人超重，而儿童每五人则有一人超重；至于美国的超重人口比例为成人三分之二，儿童三分之一。《美国医学会期刊》指出，假使这股变胖趋势没有改善，到了 2030 年，与肥胖相关的支出将高达 8600 亿美金，超过美国医疗保健支出的 16%。大于标准体重 32 公斤以上的美国人，一生的医疗费用据说可多达三万美金。此外亦有警讯显示，肥胖可能将取代酒精，成为肝硬化的最常见成因，但大多数人却仍未察觉肝硬化与肥胖的关联性。

节食改变人对身体的观感，也助长对身材体形过度苛求的风气。许多研究，如安塞尔·基斯对胆固醇的研究，显示节食会改变人与食物的关系。节食将引发强烈食欲，让人过度关注食物，身边出现食物便感到失控，节食的种种影响都使人在面对诱惑时失去抵抗力。节食者有可能会身陷这种扭曲的关系中而无法自拔，与正常食欲脱节，也可能只有在节食计划的指引下，才有办法维持表面上的自制力。节食者在实验测量中比非节食者容易情绪激动，并更可能产生心智功能受损的现象——因为限制饮食的压力正不断对身心造成伤害。根据心理学研究，因节食遭受心理困扰的人，需要借由外力协助来摆脱节食的影响，并重新评估使他们对身体产生不安全感的态度，而这些人又以成年女性及少女为主。2007 年《超简单瘦身餐》（*Idiot-Proof Diet*）的作者英蒂亚·奈特（India Knight）与娜莉思·托马斯（Neris Thomas）在减肥过程中就有过类似的亲身体验，更因此经营了一个在线论坛来探讨减肥所遇到的挫折。奈特与托马斯坦承在减肥过程中经历了自我厌恶、羞耻、不安全感、内疚、绝望等感受，遭遇与性行为相关的问题，体验过女性形容自己身体所使用的那些暴力、丑陋的语言，以及期待又害怕受伤害的心情："我真的能办到吗？这次真的会有效吗？"通过减肥来治疗前述因肥胖所衍生出的负面情绪，这段心路历程可能具有很强的感染力，也等于是直接面对数十年来——甚至自童年以来就把生活搞得一团糟的问题元凶，远离对肥胖的欺凌，在减肥上得到支持，还会认识到，重新取得生命的掌控权，既不反女性主义、不愚蠢也不虚荣。我们看待自己的正确方式绝不只有一种，别人看待我们的时候也是如此。就像一般常说，观点与看法会因人而异，也全端赖于人是如何看待时间与空间中所发生的改变。我们心目中的事实，就像体形，其实是变化无常的。

团体减肥的方式已行之有年，成效非常好，在美国拥有很大的市场，也吸引了大量减肥者投入。1952 年时，美国公共卫生署（Public Health Service）就团体体重控制方案召开了一次全国性的研讨会。大约在同一时间，埃丝特·曼兹（Esther Manz）则首次成立全国性的减肥团体 TOPS。TOPS 的含意为"理性减肥"（Take Off Pounds Sensibly），并采用戒酒无名会（Alcoholics Anonymous）成效卓著的戒瘾策略。TOPS 在 1958 年拥有三万名会员，1963 年时会员人数更增长至两倍。各地的减肥团体如雨后春笋般涌现，并取了"隐形美人"（Invisi-Belles）、"减肥无名会"（Inches Anonymous）、"缩小的紫罗兰"（Shrinking Violets）、"疲惫的胖子"（Thick 'N Tired）、WADS（我们正在认真减肥［We Are Dieting Seriously］的缩写）、"体重警报"（SIRENS，"苗条无罪、努力不懈"［Slenderness Is Right Endeavors Never Stop］的缩写）等各种团名。"过量进食者匿名组织"（Overeaters Anonymous）成立于 1960 年，慧俪轻体公司成立于 1963 年，而节食工作坊（Diet Workshop）则成立于 1965 年。由英国杰出营养学家苏珊·杰布（Susan Jebb）率领医学研究委员会（Medical Research Council）所发表的两项研究指出，一度将自家减肥法称为"行为修正"方案的慧俪轻体公司，其减肥方式的确可行，因此英国国家健保局亦可采用该减肥方式，以低廉成本有效解决严重的肥胖问题。其他更近期的欧美研究也赞同医学研究委员会的结论。在一项 800 人的实验中，实验对象分别采用不同方式减肥，虽然整体中途退出率高，但参与慧俪轻体公司的退出人数较少。完成慧俪轻体公司一年减肥方案的实验对象大约都瘦下 7 公斤，比起由医师监督的减肥者更多瘦了一倍的重量。由于采取团体减肥法的减肥者有九成是女性，使人认为团体减肥法对男性不具号召力。不过戒酒无名会创办后的前十年，大多数前来参加戒酒聚会的都是男性（女性酗酒在当时所面对的社会谴责较男性严重），因此很少男性参加团体减肥，或许纯粹是他们认为节食"太娘娘腔"，但光是从男性越来越注重保养，就可以预见这个现象非常可能出现转变。总而言之，团体减肥法的关键，就在于互相支持。

戴维·弗里德曼（David H. Freedman）在《科学人杂志》2011 年 2 月号的一篇文章中探讨行为分析学者的减肥观点。行为分析学界长期认为某些基本条件能使减肥与维持理想体重的成功机会大增。弗里德曼所提出的四个减肥步骤如下：

> 确定体重基准——目前体重为何？造成饮食过量或运动量不足的生活作息与日常习惯有哪些？
> 从小的改变开始——例如以爬楼梯取代电梯，或在把盘子装满前先观察桌上有哪些食物。
> 记录体重，计算卡路里，追踪减肥进度，寻求客观回馈。
> 善用减肥支持团体，实体或虚拟团体皆可，与人交流减肥成效与挫折，并制定减肥策略。

假使减肥者测量卡路里、运动量与体重并加以记录；假使他们以和缓的行为模式调整取代剧烈改变；假使他们明智地选择食物，维持均衡饮食，坚持低脂低糖、多蔬果、多全谷类、不偏废任何食物类型的原则；假使他们为自己设定明确而合理的减肥目标，着眼于改变终身的饮食习惯，不追求流行减肥法；假使他们加入减肥团体，从团体中得到鼓励、支持与赞赏，他们为减肥所付出的努力便更有机会化为成效。体重控制必须成为减肥者的第二天性，减肥者也必须让自己重新适应饮食与行为的终身改变。不过，《新英格兰医学期刊》近期的研究报告表示，减肥所需要的改变通常不用那么大："只要对生活形态稍做改善，就能获得意想不到的效果。"

数百年来的减肥历史研究特别反映出一个趋势：一度非常肥胖的人（更好的说法或许是某位瘦身成功后病患争相求助的医师）设计出成效惊人的减肥饮食，并将这套饮食写成书，设计为减肥计划与减肥餐，再搭配上生动的效果背书营销到世界各地。这个趋势能一直回溯至16世纪的柯尔纳罗、19世纪的班廷与20世纪的阿特金斯与迪康，并能无穷无尽地延续下去。他们的减肥计划通常为减肥者制订严谨的饮食方案与明确的减肥阶段，首先减轻体重，再借着谨慎选择食物来维持理想体重，保持运动习惯与均衡节制的饮食原则。这套长期、均衡而低碳水化合物的减肥方式，不靠名人代言，摆脱不切实际的幻想，也没有时不时产生的高昂费用——简而言之，也就是一种面面俱到的减肥方式——才是最佳的减肥策略。减肥者如果另有外界支持，减肥成功的可能性也就更高。减肥是一个缓慢的过程，往往又因为习惯满足当下的快感与琳琅满目的食物选择而变得难上加难。心理学家建议减肥者进行"双重思考"——一方面对达成目标充满希望，但另一方面又要以务实的心态来面对过程中会遭遇的阻碍。我们需要一个不同的思考重心，坚决根除让我们失败与脆弱的顽固念头。我们不能也不宜把节食的历史从健康的历史中移除，但我们可以设法消弭批判的压力，去除原罪与诱惑的污渍。标榜速成的流行减肥法绝不可能奏效。我们必须彻底重新思考满足所带来的快感，而当务之急，便是将古希腊的饮食哲学带回21世纪的生活中，并谨记16世纪柯尔纳罗的"第一法则"：我们必须重拾自制力，脱离欲望的奴役，因为欲望终究不过是一场错觉。

参考书目

原始文献

Anon., A Minister of the Interior, *Memoirs of a Stomach, Written By Himself, That All Who Eat May Read...* (W. E. Painter, 1853)

Anon., A Physician, *Advice on Diet and Regime* (London, 1820)

Anon., D— S— , *Advice to Stout People: Showing How I Reduced from 20 Stone to 13 Stone with Full Particulars As to Diet, Treatment, Etc.* (George Routledge & Sons, 1883)

Armstrong, John, *The Art of Preserving Health: A Poem* (A. Millar, 1747)

Banting, William, *Letters on Corpulence, Addressed to the Public* (London, 1863)

Beard, George, *Eating and Drinking* (New York, 1871)

Bell, Robert, *The Secret of Long Life* (David Bryce & Son, 1894)

Blake, Edward, *Constipation and Some Associated Disorders* (G. P. Putnam & Sons, 1900)

Boorde, Andrew, *A Breviary of Health* (W. Powell, c.1552)

Bradshaw, Watson, *On Corpulence* (London, 1864)

Brillat-Savarin, Jean Anthelme, *The Handbook of Dining or Corpulency and Leanness Scientifically Considered* (J. C. Nimmo & Bain, 1884)

Brillat-Savarin, Jean Anthelme, *The Physiology of Taste or Meditations on Transcendental Gastronomy* (Penguin Classic, 2004; first published, 1825)

Chesser, Eustace, *Slimming for the Million: The New Treatment of Obesity: A Practical Guide for Patient and Physician* (London, 1939)

Cheyne, George, *An Essay on Regimen* (London, 1742)

Claxton, E. E., with recipes by Lucy Burdekin, *Weight Reduction: Diet and Dishes* (W. Heinemann Ltd, 1937)

Cogan, Thomas, *The Haven of Health... amplified upon five words of Hippocrates* (London, 1584)

Cornaro, Luigi, *Sure and Certain Methods of Attaining a Long and Healthful Life* (Daniel Midwinter, 1722)

Cornaro, Luigi, *The Art of Living Long: A New and Improved English Version of the Treatise of the Celebrated Venetian Centenarian Louis Cornaro with Essays by Joseph Addison, Lord Bacon, and Sir William Temple* (W. F. Butler, 1903)

Craston, George Henry, *Pretty Faces and How They Are Made, Without Paint, Rouges, Cosmetics, or Any Artificial Means: How Everybody Can Be Pretty* (T. Ashworth, 1896)

Davies, Nathaniel Edward, *Food for the Fat: A Treatise on Corpulency with Dietary for Its Cure* (Chatto, 1891)

Dutton, Thomas, *Indigestion: Gout, Corpulency and Constipation* (Henry Kimpton, 1892)

Elyot, Thomas, *The Castel of Helth Gathered and Made... out of the Chiefe Authors of Physycke... that he be not deceyued* (London, 1534)

Fishbein, Morris, *Your Diet and Your Health* (McGraw-Hill, 1937)

Fishbein, Morris (ed.), *Your Weight and How to Control It: A Scientific Guide by Medical Specialists and Dieticians Including the Principles of Nutrition, with Diets and Menus for Reducing and Gaining* (Doubleday Doran & Co., 1929)

Fitch, William Edward, *Dietotherapy* (D. Appleton & Co., 1918)

Frumusan, Jean, *The Cure of Obesity,* translated from the French (J. Bale, Sons & Danielsson Ltd., 1924)

Hauser, Bengamin Gayelord, *Eat and Grow Beautiful* (Faber & Faber, 1939)

Hauser, Bengamin Gayelord, *Look Younger, Live Longer* (London, Faber & Faber, 1951)

Hornibrook, Frederick, *The Culture of the Abdomen: The Cure of Obesity and Constipation* (London, 1933)

Huack, Hazel, M., *How to Control Your Weight* (New York, 1942)

Hunt Peters, Lulu, *Dieting and Health: With Key to the Calories* (Cornell University Library, 2009; first published 1918)

Kellogg, John Harvey, *Rational Hydrotherapy* (London, 1900)

Keys, Ancel, *The Biology of Human Starvation* (University of Minnesota Press, 1950)

Leyel, C. F., *Diet and Commonsense* (Chatto & Windus, 1936)

Lieb, Clarence, *Eat, Drink, and Be Slender: What Every Overweight Person Should Know and Do* (New York, 1929)

MacKarness, Richard, *Eat Fat and Grow Slim* (Harvill, 1958)

Markham, Gervase, *Hunger's Prevention* (A. Mathewes, 1621)

Moffett, Thomas, *Health's Improvement* (London, 1655)

Moore, A. W., *Corpulency; I.e. Fat, or, Embonpoint, in Excess: Letters to the Medical Times and Gazette ... Explaining Briefly his Newly-Discovered DIET SYSTEM, to Reduce the Weight and Benefit the Health* (J. Sheppard, 1856)

Roskruge, A. M. S., *The Cloven Hoof: An Epic for Epicures, and a Philosophical Text Book Containing the Secret of Long Life* (The Ideal Publishing Union, 1895)

Rout, Ettie, *Sex and Exercise: A Study of the Sex Function in Women and its Relation to Exercise* (London, 1925)

Shelley, Percy Bysshe, *Oedipus Tyrannus, or, Swellfoot the Tyrant* (London, 1820)

Simmonds, Rose M., *Handbook of Diets* (W. Heinemann Ltd, 1931)

Stanford Read, C., *Fads and Feeding* (Methuen & Co., 1908)

Trotter, Thomas, *A View of the Nervous Temperament* (London, 1807)

Turner, Dorothea, *Handbook of Diet Therapy for the American Dietetic Association* (University of Chicago Press, 1946)

Vaughan, William, *Directions for Health, Naturall and Artificial, Derived From the Best Phisitians, as well Moderne as Antient* (London, John Beale, 1626)

Wadd, William, *Cursory Remarks on Corpulence or Obesity Considered as a Disease* (London, 1810)

Wadd, William, S., *The Conquest of Constipation* (London, 1923)

Webb-Johnson, Cecil, *Why Be Fat?* (London, Mills & Boon, 1923)

Weir Mitchell, Silas, *Fat and Blood: and How to Make them* (Philadelphia, 1877 & 1887)

Williams, Leonard, *Obesity* (London, New York, Humphrey Milford Oxford University Press, 1926)

二手文献

Blackman, Lisa, *The Body: The Key Concepts* (Berg, 2008)

Boehrer, Bruce Thomas, *The Fury of Men's Gullets: Ben Jonson and the Digestive Canal* (University of Pennsylvania Press, 1997)

Brumberg, Joan Jacobs, *Fasting Girls: The Emergence of Anorexia Nervosa as a Modern Disease* (Harvard University Press, 1988)

Douglas, Mary, *Implicit Meanings: Selected Essays in Social Anthropology (Collected Works* vol. v*)* (Routledge, 1999)

Foucault, Michel, edited by Gordon, Colin, *Power/Knowledge: Selected Interviews and Other Writings 1972–1977* (Pantheon Books, c.1980)

　　　　　　　　卡路里与束身衣

Freedman, Paul (ed.), *Food: The History of Taste* (Thames & Hudson, 2007)

Garnsey, Peter, *Food, Health, and Culture in Classical Antiquity* (Cambridge Department of Classics Working Papers, NO. 1, 1989)

Garrison, Daniel H. (ed.), *A Cultural History of the Human Body in Antiquity* (Berg, 2010)

Grant, Mark, *Galen on Food and Diet* (Routledge, 2000)

Grogan, Sarah, *Body Image: Understanding Body Dissatisfaction in Men, Women and Children* (Routledge, 2008)

Guerrini, Anita, *Obesity and Depression in the Enlightenment: The Life and Times of George Cheyne* (University of Oklahoma Press, 2000)

Hamann, Brigitte, trans. Ruth Hein, *The Reluctant Empress* (Knopf, 1986)

Haslam, D. and F., *Fat, Gluttony and Sloth: Obesity in Literature, Art and Medicine* (Liverpool University Press, 2009)

Kalof, Linda (ed.), *A Cultural History of the Human Body in the Medieval Age* (Berg, 2010)

Kalof, Linda, and Bynum, William (eds.), *A Cultural History of the Human Body in the Renaissance* (Berg, 2010)

Morton, Timothy, *Shelley and the Revolution in Taste: The Body and the Natural World* (Cambridge University Press, 1994)

Morton, Timothy (ed.), *Cultures of Taste/ Theories of Appetite: Eating Romanticism* (Palgrave Macmillan, 2004)

Mullett, Charles F., edited and with an introduction by, *The Letters of Dr. George Cheyne to the Countess of Huntingdon* (Huntingdon Library, 1940)

Nasser, M., Baistow, K., and Treasure, J. (eds.), *The Female Body in Mind. The Interface between the Female Body and Mental Health* (Routledge, 2007)

Oddy, Derek J., Atkins, Peter J., and Amilien, Virginie, *The Rise of Obesity in Europe: A Twentieth Century Food History* (Ashgate, 2009)

Orbach, Susie, *Fat is a Feminist Issue: The Anti-diet Guide to Permanent Weight Loss* (Paddington Press, 1978)

Porter, Roy, *Mind-Forg'd Manacles: A History of Madness in England from the*

Restoration to the Regency (Penguin, 1990)

Precope, John, *Hippocrates on Diet and Hygiene* (Zeno, 1952)

Reeves, Carole (ed.), *A Cultural History of the Human Body in the Enlightenment* (Berg, 2010)

Schwartz, Hillel, *Never Satisfied: A Cultural History of Diets, Fantasies and Fat* (Macmillan, 1986)

Shepherd, Richard, and Raats, Monique (eds.), *The Psychology of Food Choice* (CABI, 2006)

Steele, Valerie, *The Corset: A Cultural History* (Yale University Press, 2001)

Thirsk, Joan, *Food in Early Modern England: Phases, Fads, Fashions 1500–1760* (Continuum, 2009)

Trelawny, Edward John (ed. David Wright), *Records of Shelley, Byron, and the Author* (Penguin, 1973)

报章杂志

《波士顿环球报》《卫报》《独立报》（*Independent*）、《柳叶刀》《纽约时报》《观察家报》（*Observer*）、《笨拙》杂志、《星期日泰晤士报》（*Sunday Times*）、《泰晤士报》（*The Times*）。

图片来源

1. Hohle Fels Venus © Hilde Jensen, University of
   Tübingen.
2. Barbara Gammage, Countess of Leicester, wife of
   Robert Sidney, Earl of Leicester, and her Children,
   Marcus Gheeraerts (1596).
3. James Gillray, *A Voluptuary Under the Horrors of
   Digestion* (1792).
4. Daniel Lambert (1770~1809) © Wellcome Library,
   London.
5. Figuroids advert, *Windsor Magazine* (1908) ©
   Wellcome Library, London.

谢　辞

感谢 Lizzie Speller、Fiona Green、Marcia Schofield、Ian Patterson、Sophia Wickham、Sarah Caro、Lisa Owens、Anna-Marie Fitzgerald 以及 Patrick Walsh。